DR. DR. MICHAEL DESPEGHEL
Die Kraftstoff-Diät

W0072053

G GOLDMANN
Lesen erleben

DIE KRAFTSTOFF DIÄT

**High Intensity Slimming:
So aktivieren Sie die sechs
besten Abnehmturbos**

Dr. Dr. Michael
Despeghel

GOLDMANN

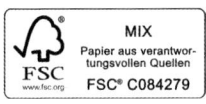

Verlagsgruppe Random House FSC® N001967

1. Auflage
Originalausgabe April 2017
Copyright © 2017 Goldmann Verlag, München,
in der Verlagsgruppe Random House GmbH,
Neumarkter Str. 28, 81673 München
Umschlaggestaltung: Uno Werbeagentur, München
Manuskripterstellung: Christine Waldmann, Bad Wörishofen
Lektorat: Annette Gillich-Beltz, Essen
Foodfotos/Fotografie: Mike Hofstetter
Illustrationen S. 24–25, 206–210: Infografik Hamburg,
Sabine Timmann
SSt · Herstellung: cb
Satz: Satzwerk Huber, Germering
Druck und Bindung: Print Consult
Printed in Czeck Republic
ISBN: 978-3-442-22204-9
www.goldmann-verlag.de

Inhalt

Vorwort

Liebe Leserinnen, liebe Leser,

Sie sollten sich keine allzu großen Hoffnungen machen. Die Kraftstoff-Diät ist keine Anleitung, die Ihnen eine merkliche Gewichtsreduktion und optimale Fitness ohne Anstrengung verspricht. Im Gegenteil. Ich sage es ganz deutlich: Im Rahmen der sechswöchigen Kraftstoff-Diät wird Ihnen nichts geschenkt. Das Bewegungsprogramm ist mehr als anspruchsvoll: Immerhin handelt es sich bei den Kraftübungen um ein modifiziertes Astronautentraining, und das High Intensity Interval Training HIIT heißt nicht umsonst »high intensity«. Die Kraftstoff-Ernährung ist äußerst schmackhaft, weil der Geschmacksträger Fett eine große Rolle spielt. Doch der nahezu komplette Verzicht auf Kohlenhydrate ist besonders für Kohlenhydrat-Verwöhnte und -Fans alles andere als ein Selbstläufer. Für beides braucht es eine gehörige Portion Willensstärke und Durchhaltevermögen.

Aber eines kann ich Ihnen versprechen: Nach erfolgreich absolvierten sechs Wochen Kraftstoff-Diät sind Sie zigmal fitter als ein Turnschuh und Sie haben spürbar an Gewicht verloren. Als besondere Joker obendrauf haben Sie Ihre allgemeine körperliche und mentale Leistungsfähigkeit deutlich erhöht, aber auch Ihr Erscheinungsbild und damit Ihr Selbstvertrauen verbessert. Und sollte es Ihnen gelingen, weiterhin auf Low-Carb und regelmäßiges Intervall- sowie Krafttraining zu setzen, dann profitiert natürlich vor allem Ihre Gesundheit. Denn sowohl Immunsystem als auch Stoffwechsel laufen auf Hochtouren, und Ihre individuelle Hormon- und Entzündungslage verbessert sich grundlegend. Die typischen Zipperlein des Arbeitsalltags, wie Rückenschmerzen, Nackenschmerzen oder Probleme mit Beinen oder Füßen gehören der Vergangenheit an. Kurz: Sie werden sich nach den sechs Wochen wie »runderneuert« fühlen und stehen den Herausforderungen in Beruf und Privatleben mit ganz neuer Energie und Kraft gegenüber. Und wenn Sie Ihre Gewohnheiten auf Dauer ändern, wird dies ein nachhaltiger Effekt sein.

Sie werden jedoch keinen dieser Erfolge für sich verbuchen können, wenn Sie das Programm nicht ernst nehmen. Sie müssen sich sechs Wochen lang auf das Notwendige konzentrieren, sich darauf einlassen, Ihren Lebensstil genau nach den Vorgaben im Buch zu verändern. Seien Sie gefasst darauf, dass Sie alles geben müssen! Anders wird es nichts. Es wird nichts mit dem Abnehmen, es wird nichts mit dem Muskelaufbau, es wird nichts mit der optimalen Leistungsfähigkeit, und es wird auch nichts mit dem Gesundheitsgewinn. Das muss Ihnen klar sein.

Die aktuellen Forschungen in der Sportmedizin zeigen deutlich, dass sich das Risiko für die weit verbreiteten chronischen Zivilisationserkrankungen nur dann senken lässt, wenn die Empfehlungen der Weltgesundheitsorganisation WHO zum Mindestumfang von Sport und Bewegung um ein Vielfaches übertroffen werden. Und das heißt: Die von der WHO empfohlenen 150 Minuten flottes Spaziergehen oder

75 Minuten Laufen pro Woche reichen bei Weitem nicht aus, um das Krankheitsrisiko merklich zu reduzieren. Sportmediziner fordern ein Sechsfaches an »Aktivitätseinheiten«. Gemeint sind damit allerdings außer Sport auch Bewegungen im Alltag, wie Treppensteigen oder Hausarbeit. Dann könne sich etwa das Diabetesrisiko um 19 Prozent und das Brustkrebsrisiko um vier Prozent mindern.

Die Rechnung der Kraftstoff-Diät ist jedenfalls ganz einfach: Sie geben maximale Power und bekommen maximalen Profit. Die hohe Investition wird sich also lohnen. Und je früher Sie anfangen zu powern, desto früher erhalten Sie Ihren Gewinn: Attraktivität, Fitness, Gesundheit und Leistungsfähigkeit. Sie fühlen sich einfach besser, stärker, selbstbewusster und belastbarer. Worauf also warten? Die Kraftstoff-Diät ist ein anspruchsvolles Programm für anspruchsvolle Menschen, die mehr vom Leben erwarten als das Opfer ihres ungesunden Lebensstils zu sein.

Eine hohe Motivation, einen starken Willen und viel Spaß wünscht Ihnen

Ihr
Dr. Dr. Michael Despeghel

Wie funktioniert die Kraftstoff-Diät?

Der Doppeleffekt – fit und schlank dank der Kraftstoff-Diät

Im Grunde ist es ganz einfach und logisch: Wenn Sie Gewicht verlieren möchten, müssen Sie mehr Energie verbrauchen, als Sie Ihrem Körper zuführen. Denn bekommt Ihr Körper mehr Energie in Form von Kalorien, als er braucht, speichert er sie für Notzeiten, und Sie nehmen zu. Gibt es ein Energiedefizit, bedient sich der Körper an den Reserven und Sie nehmen ab. Und stellen Sie Ihrem Körper genauso viele Kalorien zur Verfügung, wie er für seine Funktionen braucht, bleibt Ihr Gewicht stabil.

Es gibt drei grundlegende Ansätze, um erfolgreich abzunehmen. Erstens: Sie reduzieren Ihre Kalorienzufuhr. Zweitens: Sie erhöhen Ihren Energieverbrauch, beispielsweise durch mehr Bewegung bzw. Muskelaufbau. Und drittens: Sie kombinieren beides und erzielen damit ein schnelleres und nachhaltigeres Ergebnis. Sie werden fit und schlank!

Die Kraftstoff-Diät setzt auf den dritten Ansatz. Dafür bietet sie ein hocheffizientes Bewegungsprogramm verbunden mit einer Powerfood-Ernährung. Dies wird Ihnen einiges abverlangen, doch keine Sorge, Sie müssen weder zum Spitzensportler werden noch Kalorien zählen oder hungern. Wir sprechen bei der Ernährung lediglich von 20 Prozent weniger Gesamtenergiezufuhr. Und die verbleibenden 80 Prozent haben es in sich. Sie werden sehen! Denn bei der Kraftstoff-Diät gilt: Nomen est omen. Hinter dem »Kraftstoff« steckt folgendes Prinzip: Ihre Ernährung besteht sechs Wochen lang ausschließlich aus leistungsfördernden Lebensmitteln auf höchstem Qualitätsniveau. Es wird Ihnen also nichts fehlen. Das im Rahmen unseres Konzepts empfohlene hochenergetische Powerfood liefert Ihnen derart viel Energie, dass Sie sehr schnell über deutlich mehr Leistungskraft, Konzentration und Wohlbefinden verfügen, als Sie sich das haben vorstellen können. Ohne Hunger, ohne Wiegen, ohne Verzicht.

Beim Sportprogramm ist ebenfalls Power angesagt. Das High Intensity Interval Training (HIIT) ist eine Kombination aus Ausdauer- und Muskeltraining, es besteht aus kurzen, dafür umso intensiveren Bewegungseinheiten. Und das Krafttraining sorgt mit hocheffizienten statischen Übungen für effizientes Muskelwachstum und optimale Fitness.

Die drei Säulen der Kraftstoff-Diät

1. **Ernährung:** 20 Prozent weniger Kalorien, viel Fett und Eiweiß, wenig Kohlenhydrate
2. **High Intensity Interval Training (HIIT) – Ausdauer- und Muskeltraining**: beispielsweise Laufen oder Radfahren, 2- bis 3-mal pro Woche ca. 30 Minuten hochintensives Intervalltraining
3. **Krafttraining:** 8-Level-Core-Übung, 4-mal pro Woche ca. zehn Minuten statisches Krafttraining

Stoffwechsel-Optimierung

Der Körper lernt, Fettzellen statt Zucker zu verbrennen

Bei der Kraftstoff-Diät reduzieren wir unsere Energiezufuhr um 20 Prozent. Die entscheidende Frage im Ernährungsteil lautet also: Womit füllen wir die erlaubten 80 Prozent? Unsere Antwort: mit hochwertigem Kraftstoff. Dieses Powerfood besteht zu 70 Prozent aus hochwertigem Fett und zu 20 Prozent aus hochwertigem Eiweiß (Proteinen). Es sorgt dafür, dass alle körperlichen Funktionen auf Hochtouren laufen, und fördert gleichzeitig den schnelleren und leichteren Aufbau von Muskulatur. Denn Muskeln sind bei ihrem Wachstum vor allem auf Proteine angewiesen. Das Ergebnis ist eine spürbar bessere allgemeine Leistungsfähigkeit des Körpers, und es werden fleißige Brennöfen (Muskeln) geschaffen, die den Energieverbrauch derart erhöhen, dass sie auch nach den sechs Wochen wunderbar dabei helfen, das erreichte Gewicht zu halten.

Was ist das Geheimnis des sogenannten Powerfoods? Es zwingt den Körper dazu, Fettsäuren als Energiequelle zu nutzen. Das heißt, durch die vermehrte Zufuhr von Fett in Kombination mit Eiweiß lernt der Körper, seine Energie statt aus Kohlenhydraten vermehrt aus Fettsäuren zu gewinnen. Das tut er in der Regel nicht aus freien Stücken. Normalerweise bedient sich der Körper vorzugsweise bei den schnell und leicht verfügbaren Kohlenhydraten, etwa aus Nudeln oder

80 ≙ 100

20 Prozent weniger Kalorien und trotzdem keinen Hunger? Kaum zu glauben, aber wahr. Denn die Hauptenergieträger Eiweiß und Fett sind echte Sattmacher – und zwar anhaltend. Das liegt daran, dass einfache Kohlenhydrate aus beispielsweise Zucker oder Weißmehl viel schneller verstoffwechselt werden als Fett oder Eiweiß.

Dabei enthalten ein Gramm Zucker und ein Gramm Eiweiß jeweils 4,1 Kilokalorien, 1 Gramm Fett enthält hingegen 9,1 Kilokalorien. Für den Körper ist es deutlich aufwendiger, ein Gramm Fett oder Eiweiß (insbesondere pflanzliches) zu verarbeiten als ein Gramm Kohlenhydrate. Die Verarbeitung von Fett und Eiweiß dauert also länger, somit bleiben wir länger satt und nehmen im Endeffekt weniger Kalorien auf.

Brot. Diese werden als Glykogen (siehe Infokasten Seite 21) in Muskeln und Leber gespeichert, so kann der Körper schnell darauf zurückgreifen. Dort ist der Platz jedoch begrenzt, also werden überschüssige Kohlenhydrate zu Fettsäuren umgebaut und in den Fettdepots gespeichert. Bei der nächsten Belastung, zum Beispiel durch körperlich anstrengende Arbeit oder sportliche Aktivität, greift der Körper zuerst auf die Glykogenspeicher in den Muskeln und der Leber zu. Sie spenden für maximal zwei Stunden die nötige Energie – entsprechend kürzer, wenn die Intensität der Beanspruchung höher ist. Wenn diese Speicher leer sind, sucht sich der Körper andere Energiequellen, vorausgesetzt, es gibt keinen neuen Nachschub an Kohlenhydraten. Erst jetzt greift er auf Fettsäuren zurück und gewinnt aus ihnen die nötige Energie, was für ihn deutlich schwerer ist. Allerdings kann er von Fett viel länger zehren, weil es deutlich langsamer verbrennt als Zucker. Zudem ist es meist reichlich vorhanden.

Was ist Glykogen?

Glykogen ist ein aus Traubenzucker aufgebautes Kohlenhydrat. Es wird von der Muskulatur und der Leber gebildet und dient dort als Energiespeicher, auf den bei kurzer körperlicher Belastung oder Hunger zugegriffen wird. Erst wenn dieser einfach und schnell verfügbare Glykogenvorrat verbraucht ist, wendet sich der Organismus dem im Körper gespeicherten Fett zu.

Da Glykogen mit Wasser gespeichert wird, handelt es sich bei dem relativ hohen Gewichtsverlust am Anfang sogenannter Reduktionsdiäten um den schnellen Abbau von Glykogen und dem damit einhergehenden Wasserverlust. Der Abnahmeeffekt ist jedoch nicht nachhaltig.

Ziel der Kraftstoff-Diät ist es, den Organismus dazu zu bringen, möglichst ohne Umwege auf die Fettdepots im Körper zuzugreifen und Fettsäuren als Energiequelle zu nutzen. Dafür müssen ihm die leichter verwertbaren Kohlenhydrate vorenthalten werden – zumindest zum großen Teil. Denn, so die neueste Erkenntnis der Forschung: Der Körper ist in der Lage, auch mit sehr wenigen Kohlenhydraten genug Glykogen bereitzustellen. Das ist das Ergebnis einer Studie von Jeff Volek, Professor für Humanwissenschaften an der Ohio State

University, die sich mit dem Thema »Sportlerernährung« beschäftigt.

Für Athleten galt schon immer, dass ihr Körper für die intensive und andauernde Belastung viele Kohlenhydrate braucht. Nun wollten die Forscher wissen, wie der Körper reagiert, wenn er trotz hoher körperlicher Belastung nur wenig Kohlenhydrate erhält. Es zeigte sich, dass diese Low-Carb-Athleten nicht nur viel mehr Fett verbrannt hatten – mehr als doppelt so viel! – als Athleten, die sich kohlenhydratreich ernährten. Es wurde gleichzeitig ein normaler Glykogenverbrauch verzeichnet, was bedeutet, dass ihre Leistung die gleiche geblieben ist! Professor Jeff Volek sieht darin einen »möglichen Paradigmenwechsel in der Sportlerernährung« weg von kohlenhydratreicher Kost hin zum Powerfood aus Fett und Eiweiß mit dem Effekt einer überdurchschnittlichen Fettverbrennung.

Wie der Körper es schafft, mit einer deutlich reduzierten Menge an Kohlenhydraten ebenso viel Glykogen für eine hohe Leistungsfähigkeit bereitzustellen wie bei einer umfangreichen Kohlenhydratzufuhr, ist noch nicht im Detail erforscht. Der Schlüssel dafür sind offenbar Ketonkörper – eine Form von Fettsäuren, die der Körper als Ersatz für Glykogen bilden kann, wenn Kohlenhydratmangel herrscht. Mehr darüber erfahren Sie im Kapitel »Abnehmturbo Ketose«.

Fett liefert zuverlässig Energie

Was ist der Vorteil eines Powerfoods mit viel Fett und Eiweiß statt einer kohlenhydratreichen Kost? Er liegt darin, dass der Vorrat an Fett im menschlichen Körper in der Regel deutlich größer ist als der Vorrat an Zucker, der nur begrenzt und kurzfristig zu speichern ist. Leber und Muskeln haben nur ein bestimmtes Reservoir zur Verfügung, und sobald die Glykogenspeicher leer sind, lässt sich eine intensive Belastung des Körpers – sei es durch sportliche Aktivitäten, durch geistige Anstrengung und Konzentration oder durch nervliche Herausforderungen – nicht mehr aufrechterhalten. Es sei denn, es werden erneut Kalorien zugeführt. Anders verhält es sich, wenn der Organismus sich direkt am meist reichlich vorhandenen Körperfett bedient. Energie aus Fettsäuren kann also ständig nachgeliefert werden.

Das bedeutet: *Hat Ihr Körper nach der sechswöchigen Kraftstoff-Diät diesen Lernprozess erfolgreich vollzogen, sind Sie ohne ständige Zufuhr von Energie in Form von Kohlenhydraten viel länger leistungsfähig und belastbar. Und zwar in jeder Hinsicht – sowohl körperlich und geistig als auch nervlich. Gleichzeitig reduzieren Sie nachhaltig Ihr Gewicht.*

Trainieren Sie Ihren Fettstoffwechsel

Wenn Sie beruflich, privat, familiär oder sportlich besonders hohen oder langanhaltenden Belastungen ausgesetzt sind und nicht ständig für kalorienreichen Energienachschub sorgen möchten, müssen Sie Ihren Fettstoffwechsel trainieren. So bleiben Sie leistungsfähig und können gleichzeitig nachhaltig Gewicht reduzieren.

Vorteil von Eiweiß – Nachteil von Kohlenhydraten

Intervalltraining

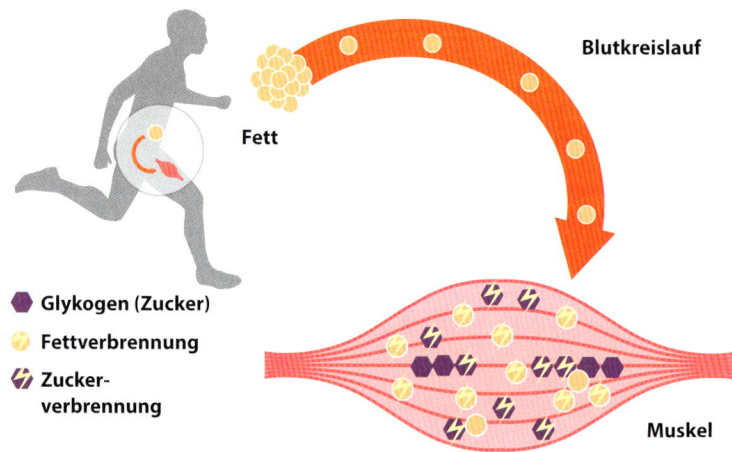

Körperfett (z. B. aus dem Bauchfett) wird durch das Blut zu den Muskeln transportiert. Die Muskeln gewinnen daraus ihre Energie für die Anstrengung. Zwar ist bei der Energiegewinnung im Rahmen eines Intervalltrainings der Fettanteil eher gering, das ändert sich aber mit der im Rahmen der Kraftstoff-Diät empfohlenen fettreichen Ernährung. Das heißt, der Fettanteil am Energiegewinn steigt, wie unten zu sehen, stark an.

Im Muskel wird Glykogen, ebenso wie Fett, zur Energiegewinnung zerlegt und verbrannt.

Muskeln gewinnen ihre Energie bis zu 90 % aus denen in ihnen gespeicherten Kohlenhydraten, dem Glykogen. Die Reserven werden beim intensiven Training fast vollständig aufgebraucht. Fette liefern die restlichen rund 10 % der Energie.

Essen nach dem Sport

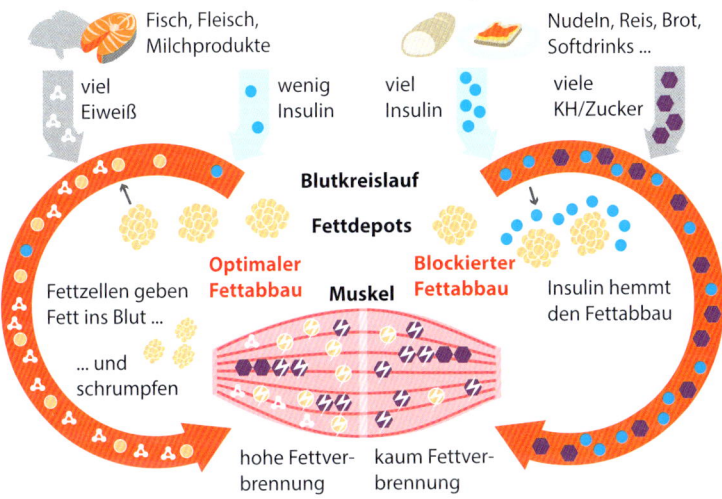

Der Vorteil von eiweißreicher Kost: Nach dem Training braucht der Körper Energie für die Regeneration. Ohne Kohlenhydrate fehlt der Hauptlieferant für schnelle Energie, deshalb greift der Organismus jetzt vermehrt auf seine Fettdepots zurück. Effekt: Sie schrumpfen. Eiweiß hilft bei der Erholung und fördert dabei das Muskelwachstum. Es fungiert quasi als Regenerationsturbo, weil daraus die notwendigen Wachstumshormone gebildet werden, die den Muskeln helfen, den Erschöpfungszustand hinter sich zu lassen und dabei gleichzeitig zu wachsen.

Der Nachteil von Kohlenhydraten bzw. Zucker: Vor allem einfache Zucker wie in Gebäck, Süßigkeiten oder Softdrinks geben nach dem Training schnell wieder Energie zurück. Sie führen aber auch dazu, dass große Mengen an Insulin ausgeschüttet werden. Und Insulin blockiert den Fettabbau.

Wie Profisportler vom Fettverbrennungseffekt profitieren

Unter Sportlern gilt eine Fett-Eiweiß-betonte Diät als Geheimtipp. Denn damit erreichen sie einen raschen Muskelaufbau, eine deutliche Leistungssteigerung sowie eine spürbare Gewichtsreduktion – etwa vor einem Wettkampf. Gleichzeitig profitieren sie von der dauerhaften Energieversorgung ohne Gefahr eines Leistungsverlusts. Diese Vorteile haben inzwischen auch verschiedene prominente Hochleistungssportler für sich entdeckt. So verzichten mittlerweile etwa die US-amerikanische Marathonrekordläuferin Shalane Flanagan, der US-amerikanische Spitzenbasketballer LeBron James oder die beiden Profifußballer Robert Lewandowski vom FC Bayern und Mesut Özil vom FC Arsenal konsequent auf zu viele Kohlenhydrate.

Lewandowski beispielsweise setzt vor allem morgens auf die Kraftstoffe Fett und Eiweiß. Sein Frühstück besteht vorzugsweise aus Rührei mit Avocado – ohne Brot oder Getreide. Dann, so bestätigt er, hat er bis zum Mittag die Power, die er für seinen Job braucht. Das war beim bisher obligatorischen Müsli mit Milch ganz und gar nicht so. Damit war er schon vor dem Training müde und die ersten ein oder zwei Stunden relativ schlapp.

Seit der Nahrungsumstellung hat sich das spürbar geändert, er ist von Anfang an leistungsfähig. Dabei hat er keine Sorge, bei einem solch fettbetonten Frühstück an Gewicht zuzulegen – im Gegenteil. Denn er weiß, dass hochwertige Fette sogar beim Abnehmen unterstützen.

Auch Mesut Özil nutzt diese Erkenntnisse für seine Fitness und hat seine Ernährung dahingehend umgestellt. Er verzichtet sowohl auf Brot als auch auf kohlensäurehaltige Getränke. Stattdessen ernährt er sich von hochwertigen Fetten und Eiweißen.

Ein weiterer prominenter Vertreter der Low-Carb-Ernährung mit durchschlagendem Erfolg ist der ehemalige Gewichtheber und Olympiasieger von 2008, Matthias Steiner. Er hat 45 Kilogramm an Gewicht verloren (von 150 kg runter auf 105 kg), seit er auf Kohlenhydrate verzichtet und vor allem Fleisch und Gemüse isst.

Zwar braucht er seine Kraft nicht mehr, um Hanteln zu stemmen, doch für seine Familie, seine beruflichen TV-Ambitionen sowie für Freizeitaktivitäten wie Radfahren und Wandern kommt ihm die deutlich hinzugewonnene Power sehr gelegen.

Die sechs Abnehmturbos
der Kraftstoff-Diät

Die drei Elemente der Kraftstoff-Diät sind Ernährung, intensives Intervalltraining und Krafttraining. Durch das Powerfood wird der Stoffwechsel intensiv beschäftigt und bleibt leistungsfähig für das High Intensity Interval Training (HIIT) und das Krafttraining. Das HII-Training und die Kraftübungen sind hocheffizient, sie zielen auf die Fettverbrennung und den Aufbau von (Muskel-)Kraft. Dafür ist die richtige Dosierung wichtig sowie eine gelungene Regeneration nach der Anstrengung.

Daraus ergeben sich die sechs Abnehmturbos:
- Ketose
- HIIT Intervalltraining
- Krafttraining
- Nüchterntraining
- Wasser
- Regeneration

Abnehmturbo Ketose

Unschlagbar: die Ernährungskombi Fett/Eiweiß

Fett macht nicht dick – wenn es das richtige Fett ist!

Die Geschichte vom Dickmacher Fett ist ein Mythos. Wissenschaftliche Untersuchungen zeigen: Fett beeinflusst zahlreiche Stoffwechselvorgänge im Körper positiv und hat damit einen erheblichen Anteil am Muskelaufbau, was wiederum zu einem erhöhten Grundumsatz und einer allgemein besseren Leistungsfähigkeit führt. Die Zeit der Verteufelung von Fett in der gesunden Ernährung ist damit endgültig passé.

Wie im vorangegangenen Kapitel beschrieben, haben Profisportler als eine der Ersten ihren Vorteil aus dieser Erkenntnis gezogen.

Prominente deutsche Fußballer, wie beispielsweise Mesut Özil oder Robert Lewandowski, aber auch der zurzeit weltbeste Basketballer, der US-Amerikaner LeBron James, erzählen offen, wie sie ihre Leistungsfähigkeit steigern und Phasen physischer und mentaler Erschöpfung überwinden konnten, indem sie ihre Ernährung hauptsächlich auf Eiweiß sowie Fett umgestellt und Kohlenhydrate weitgehend weggelassen hatten. Andere konnten auf diese Weise nicht nur ihr körperliches und geistiges Wohlbefinden verbessern, sondern auch deutlich an Gewicht verlieren, wie etwa der Gewichtheber Matthias Steiner.

Natürlich ist dabei die Qualität des Fetts, das wir zu uns nehmen, entscheidend. Ungesunde Fette mit vielen Transfetten, wie in Süßigkeiten, Frittiertem oder Fastfood, sind eindeutig kontraproduktiv. Sie sollten, wenn überhaupt, nur in ganz geringen Mengen verzehrt werden. Eindeutige gesundheitsfördernde Wirkung haben hingegen schonend gewonnene und damit hochwertige pflanzliche Fette, wie Olivenöl, Leinöl oder Nüsse. Lesen Sie mehr darüber ab Seite 119.

Schlanker und gesünder mit Fett

Im spanischen Barcelona untersuchten Wissenschaftler im Rahmen der Studie PREDIMED (Prevención con Dieta Mediterránea) die Wirkung einer mediterranen Kost auf die Gesundheit. Die Teilnehmer konnten unter drei mediterranen Ernährungsvarianten wählen:

A) olivenölreiche (41,8 % der Kalorienzufuhr) Kost

B) nussreiche (42,2 % der Kalorienzufuhr) Kost

C) fettarme (37,4 % der Kalorienzufuhr) Kost

Die gesamte Kalorienmenge war jeweils nicht eingeschränkt.

Trotz des hohen Fettgehalts aus Olivenöl und Nüssen konnten die Gruppen A und B ihr Körpergewicht besser senken als die Gruppe C.

Die Studie zeigte ebenfalls, dass der intensive Verzehr von Nüssen und Olivenöl sich positiv auf das Risiko für Herzinfarkt oder Schlaganfall auswirkt. Auch das Krebsrisiko konnte gesenkt werden.

Was ist Ketose?

Neben der Qualität der Fette, die wir aufnehmen, ist es auch wichtig, dass unser Stoffwechsel darauf trainiert wird, vornehmlich Fett zu verarbeiten. Das muss er nämlich erst (wieder) lernen – vor allem dann, wenn bisher hauptsächlich Kohlenhydrate wie Brot, Nudeln oder Kartoffeln auf dem Speiseplan standen. Aber das ist nur eine Frage der Umstellung, die ein paar Wochen Zeit und Konsequenz braucht.

Wie bringen wir unserem Körper bei, bevorzugt auf die Fettsäuren zuzugreifen? Das gelingt durch Ketose beziehungsweise eine ketogene Diät. Die Kohlenhydratzufuhr wird über einen Zeitraum von mindestens sechs Wochen auf ein Minimum reduziert, was den Körper in einen ketogenen Zustand bringt. Was heißt das? Genau genommen bedeutet es »back to the roots«. Denn unsere frühesten Vorfahren haben sich auch schon hauptsächlich von Fett und Eiweiß ernährt. Damals wurde weder Ackerbau noch Viehzucht betrieben, es gab vornehmlich (gejagtes) Fleisch, Beeren und Gemüse. Der menschliche Körper befand sich zu jener Zeit grundsätzlich im ketogenen Zustand – gewann also über einen stets aktiven Fettstoffwechsel seine Energie für sämtliche Körperfunktionen aus zugeführtem Fett beziehungsweise vorhandenem Körperfett. Allein deshalb, weil kaum oder keine Kohlenhydrate zur Verfügung standen. Erst mit der Einführung des Ackerbaus, der Kultivierung von Getreide, stieg der Anteil an Kohlenhydraten in unserer Ernährung. Ein Vorteil für die »Kopfarbeit«, denn das menschliche Gehirn deckt seinen Energiebedarf bevorzugt aus Kohlenhydraten beziehungsweise der daraus gewonnenen Glukose (= Zucker), die es viel bequemer und schneller nutzen kann.

Die Folge diese Bequemlichkeit ist, dass sich unser Stoffwechsel nach mehreren Tausend Jahren an die leichte und schnelle Verfügbarkeit von Energie aus Kohlenhydraten gewöhnt hat und auf Fett nur noch in Notzeiten zugreift – also in Hungerphasen oder Diäten. Bei üppiger Kohlenhydratzufuhr werden die Fettsäuren als Fettzellen in unterschiedlichen Körperregionen – je nach Veranlagung – für Notzeiten gespeichert. Erst wenn nicht genügend oder keine Glukose mehr aus Kohlenhydraten verfügbar ist, gewinnt der Körper seine Energie wieder aus Fett. Dafür wandelt er die Fettsäuren unter anderem über die Leber in sogenannte Ketonkörper (Ketone) um. Eine erhöhte Konzentration von Ketonen im Blut weist also darauf hin, dass der Fettstoffwechsel aktiv ist.

Wie kommt der Körper in die Ketose?

Das für unser Ziel Erfreuliche daran ist: Befindet sich der Körper einmal in der Ketose, bevorzugt er die Ketonkörper für seine Energieversorgung und lässt die Glukose links liegen. Damit gehen Fettabbau und Gewichtsreduktion quasi ganz von selbst.

Wie gelingt es, den Körper in die Ketose zu bekommen? Der Körper ist in der Lage, bei einem Mangel an Kohlenhydraten und damit an leicht verfügbarer Glukose in Leber und Muskeln auf das alternative Energieprogramm »Produktion von Ketonkörpern aus Fettsäuren« umzuschalten. Die Ernährung muss also so umgestellt werden, dass genau dieser Glukosemangel eintritt. Dann wird das gespeicherte Fett wieder aufgespalten, die Fettsäuren werden freigesetzt und können zu Ketonkörpern umgebaut werden, um daraus wiederum die notwendige Energie zu gewinnen.

Das geschieht mit der Reduktion von Kohlenhydraten auf höchstens 50 Gramm am Tag und einer deutlich erhöhten Aufnahme von Fett und Eiweiß. Idealerweise verzichtet man an den ersten beiden Tagen komplett auf Kohlenhydrate und setzt die Fettmenge sehr hoch an – möglichst 200 Gramm täglich. Dann kommt der Körper am schnellsten in einen ketogenen Zustand. Denn aufgrund der fehlenden Kohlenhydratzufuhr sinkt der Insulinspiegel. Und dies befördert die Aufspaltung von Fett, weil kein Zucker zur Verfügung steht, und sorgt zudem dafür, dass vermehrt Wachstumshormone ausgeschüttet werden (siehe Seite 86).

Ketose beim Abnehmen

Der ketogene Zustand des Körpers unterdrückt bei vielen Menschen das Hungergefühl – ein sehr wünschenswerter Effekt für alle, die abnehmen wollen.

Um dem Körper genügend Proteine für die Muskulatur zur Verfügung zu stellen, ist es wichtig, nach den zwei ersten »extrem fetten Tagen« auch die Eiweißdosis zu erhöhen. Ideal wären 1,5 Gramm pro Kilogramm Körpergewicht. Damit ist garantiert, dass die Ketose bestehen bleibt, gleichzeitig aber ausreichend Proteine verfügbar sind, um die Muskeln zu erhalten beziehungsweise im Rahmen der beiden Abnehmturbos »HIIT« und »Krafttraining« aufzubauen.

Die erlaubten Kohlenhydrate sollten eine geregelte Verdauung sicherstellen. Deshalb empfehlen sich besonders ballaststoff- und vitaminreiche Lebensmittel wie Salat, Gemüse oder Vollkornprodukte. Aber auch Kleie oder Leinsamen sind sinnvoll. Eine Liste hochwertiger Kohlenhydratlieferanten, die sich besonders für die Kraftstoff-Diät eignen, finden Sie ab Seite 161.

Ketose ist die Basis

Der Abnehmturbo Ketose ist quasi das Fundament unserer Kraftstoff-Diät. Das heißt, einmal im ketogenen Zustand, verbrennt Ihr Körper nicht nur automatisch mehr körpereigenes Fett, sondern er ist auch in der Lage, das anstrengende Bewegungsprogramm der folgenden Abnehmturbos HIIT und Krafttraining locker zu meistern. Denn seien wir ehrlich, dieses Training ist nichts für Warmduscher. Damit geht es nicht nur für Ungeübte ans Eingemachte. Auch fortgeschrittene Sportler werden mit dem »Kraftstoff-Training« an ihre Grenzen kommen. Aber genau darum geht es uns hier natürlich. »Super«kompensation heißt nicht umsonst so. Es geht um intensive Leistung für ein intensives Ergebnis: extreme Fitness, spürbaren Gewichtsverlust und hervorragende allgemeine Leistungsfähigkeit. Und das bekommen Sie nicht zum Nulltarif. Dafür müssen Sie etwas tun. Aber keine Sorge, mit den gesunden Fetten und hochwertigen Proteinen der Kraftstoff-Diät stehen Ihrem Körper die besten Energiequellen für Leistungsfähigkeit und Muskelaufbau zur Verfügung.

Allerdings müssen Sie damit rechnen, dass es in den ersten Tagen der ketogenen Diät zunächst zu Müdigkeit und Konzentrationsschwächen kommt. Das liegt daran, dass der Körper sich in einer Übergangsphase befindet und sich erst auf den neuen Zustand einstellen muss. Sobald diese Umstellung auf den intensiven Fettstoffwechsel aber vollzogen ist und der Körper einschließlich Gehirn vorzugsweise auf Ketonkörper als Energieträger zugreift, werden Sie mehr Kraft, Energie, Konzentrations- und Leistungsvermögen haben als vorher. Auch der Blutzuckerspiegel bleibt stabil und schwankt nicht mehr, wie wir es von einer kohlenhydratbetonten Kost kennen.

Mögliche Defizite in Sachen Mineralien und Spurenelemente aufgrund der eingeschränkten Kohlenhydrataufnah-

Was passiert in der Übergangsphase?

In der Umstellungszeit des Körpers auf den intensiven Fettstoffwechsel in der Ketose müssen in den Organen erst die notwendigen Enzyme gebildet werden, um Ketonkörper abbauen zu können. Das dauert ein paar Wochen. Dann aber funktioniert der Abbau immer besser. Dabei lösen es die Ketone selbst aus, dass die richtigen neuen Enzyme gebildet werden. Es handelt sich also um eine Art Perpetuum mobile. Einmal angeschoben aktiviert sich der Fettstoffwechsel sozusagen immer wieder selbst.

Die andere Seite der Medaille

Unter Ernährungsexperten gilt zumindest eine strenge ketogene Diät mit null beziehungsweise deutlich unter zehn Prozent Kohlenhydratzufuhr als stark einseitig. Deshalb sollte sie nicht allzu lange oder gar grundsätzlich praktiziert werden. Wir empfehlen, übers Jahr verteilt drei- bis viermal zwei Wochen einzulegen und ansonsten den Kohlenhydratanteil möglichst bei nicht mehr als zehn bis 15 Prozent der Ernährung zu halten.

Eine streng ketogene Ernährung kann darüber hinaus zur Übersäuerung führen. Sie birgt das Risiko der Ketoazidose, das heißt, der Körper übersäuert, und die Muskeln machen schlapp. Um sich davor zu schützen, essen Sie viel Obst und Gemüse und trinken reichlich Wasser.

me kompensieren Sie am besten, indem Sie möglichst viel geeignetes Wasser trinken. Lesen Sie dazu Näheres im Kapitel »Abnehmturbo Wasser«.

Wann sind Sie in der Ketose?

Wie viele Ketonkörper sich im Körper befinden, lässt sich messen. Dafür gibt es Teststreifen (in der Apotheke), die das Vorhandensein und die Konzentration von Acetessigsäure (Ketonen) im Urin anzeigen. Auf der Packung der Ketostix® beispielsweise, die Sie online beim Apotheker Dr. Hölzle zusammen mit dem Kraftstoff-Diät-Tee beziehen können (siehe

Seite 140), befindet sich eine Skala, die Sie mit der Färbung der Teststreifen vergleichen. Die Skala reicht von 0 bis zu 160 Milligramm pro Deziliter (mg/dl). Der zu testende Urin wird entweder in einem Becher aufgefangen, oder der Teststreifen wird direkt durch den Urinstrahl geführt. Wichtig ist, die Verfärbung auf dem Teststreifen nach genau 15 Sekunden zu vergleichen, da die Reaktion sonst verfälscht sein kann. Weil der Körper Ketone sehr schnell ausscheidet, sind die Werte im Urin immer höher als im Blut. Somit lässt sich über die Teststreifen bereits sehr früh eine erfolgreiche Fettverbrennung feststellen.

Abnehmturbo HIIT

High Intensity Interval Training – intensives Intervalltraining

Das intensive Intervalltraining HIIT fördert die Fettverbrennung optimal. Normales Ausdauertraining besteht aus Bewegungseinheiten von 30 bis 60 Minuten bei einem moderaten Puls. Dagegen gibt es bei HIIT verkürzte hochintensive Intervall-Bewegungseinheiten von 10 bis 15 Minuten mit teilweise maximaler Herzfrequenz. Daraus ergibt sich quasi eine Kombination aus Ausdauer- und Muskeltraining mit dem Ergebnis, gleichzeitig Ausdauer und (Muskel-)Kraft zu erlangen. Außerdem führt diese Kombination dazu, dass sich das Verhältnis von Muskel- zu Fettmasse günstig verändert.

Als Sportarten eignen sich Laufen und Walken ebenso wie Schwimmen und Radfahren – ganz nach Ihrem Geschmack und persönlichen Vorlieben. Unsere konkreten Trainingspläne ab Seite 202 haben wir beispielhaft für Läufer entwickelt – und zwar sowohl für Laufeinsteiger als auch für geübte Läufer. Das Prinzip lässt sich aber leicht auf alle anderen Ausdauersportarten übertragen. Der Effekt ist der gleiche. Nämlich: den Körper durch die hohen Intensitäten des Intervalltrainings in einen starken Erschöpfungszustand und damit in eine katabole Stoffwechselsituation zu bringen. Warum?

Angestrebt: Superkompensation

Das Ziel ist es, die sogenannte Superkompensation zu erreichen, auf der das Grundprinzip des Muskelwachstums beruht. Und das funktioniert so: Eine (zu) hohe Belastung des Körpers führt zu extremer Erschöpfung und Ermüdung der Muskulatur. Der Organismus reagiert darauf ganz automatisch und direkt – unter anderem mit einem Zuwachs an Muskelmasse. So ist er für zukünftige Belastungen besser gewappnet und steuert einer erneuten Überbelastung entgegen. Nach extremer Anstrengung macht sich der Körper bereit für künftige ähnlich hohe Anforderungen. Auf diese Weise wird ein neues, höheres Leistungsniveau erreicht.

Modell der Superkompensation

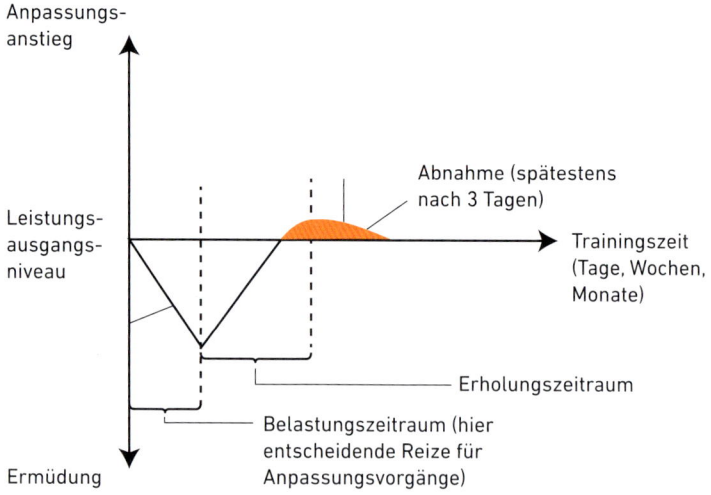

Dieses Prinzip macht sich das High Intensity Interval Training zunutze, um gleichzeitig zur Ausdauer auch (Muskel-) Kraft zu gewinnen. In den hochintensiven HIIT-Phasen wird dem Muskel über seinen Basiszustand, also seine momentane Leistungsfähigkeit hinaus, ein extrem starker Reiz (= die hohe Belastung) gesetzt, der ihn schwächt und erschöpft. Für einen optimalen Trainingsgewinn – also ein möglichst effizientes Muskelwachstum – ist es unbedingt erforderlich, nach dieser »Reizsetzung« durch hochintensives Training dem Muskel eine ausreichende Ruhepause zu gönnen. Das sind 24 bis 72 Stunden, je nachdem, wie stark der Reiz und wie trainiert der Körper vorher schon war. Der Muskel regeneriert sich in dieser Zeit und zwar nicht bis zum ursprünglichen Zustand, sondern er wächst über das Ausgangsniveau hinaus. Er legt sozusagen noch eine Schippe drauf und wird damit leistungsfähiger, als er vorher war. Es ist das Ziel des Körpers, bei gleich hoher Anstrengung nicht mehr so erschöpft zu werden wie vor dem Wachstum.

Der Lohn für HII-Trainierende ist also eine deutlich erhöhte Leistungsfähigkeit, die, wenn die Reize regelmäßig kommen, auch erhöht bleibt. Der Effekt ist enorm: Untrainierte können in zwölf Wochen eine Leistungssteigerung von etwa 40 Prozent erreichen!

Aber das ist noch nicht alles: Nach einem solchen Training ist auch die Stoffwechselrate erhöht und bleibt es für den Rest des Tages. Damit kommt es zum sogenannten Nachbrenneffekt (Afterburn). Der Körper verbrennt also nicht nur während einer HIIT-Einheit jede Menge Kalorien, sondern auch noch viele Stunden danach. Gleichzeitig verbraucht die erhöhte Muskelmasse unentwegt Kalorien und baut Körperfett

ab, indem sie vermehrt auf Fett als Energielieferanten zu-
rückgreift.

Diese Vorgänge werden aber nur dann ausgelöst, wenn Sie
Ihr HII-Training richtig ausführen. Das heißt: Sie müssen den
Muskel genügend fordern, damit er die Notwendigkeit empfin-
det, sich an eine höhere Belastung anzupassen. Wenn Sie immer im gewohnten Trott laufen, werden Sie davon nicht profitieren. Wie Sie richtig trainieren, erfahren Sie ab Seite 202.

Muskeln bitte benutzen!

Muskeln sind keineswegs nur Motoren. Vielmehr beeinflusst
die Muskulatur auch viele andere Körpervorgänge – beispielsweise die Funktion des Immunsystems oder eben den für uns
hier interessanten Fettstoffwechsel. Dafür richten wir bei unserem Training den Fokus auf die »willkürlichen« Muskeln, die
der Mensch willentlich einsetzt und die wir somit gezielt trainieren können.

Weil wir uns ohne Muskeln nicht bewegen könnten, ist ihr
ständiger Gebrauch lebenswichtig. Denn werden Muskeln
nicht benutzt, bilden sie sich zurück. Wer sich also zu wenig
bewegt, lässt seine Muskulatur verkümmern. Kaum zu glauben, aber drei Wochen Bettruhe schwächen die Muskulatur
mehr als zwei Jahrzehnte Altern!

Die Intensität macht den Unterschied

Die Grundidee für HIIT entstand in der Bodybuilder-Szene bereits in den 1970er-Jahren. Erfolgreiche Athleten waren schon damals der Überzeugung, dass für den Aufbau von Muskeln die Trainingsintensität von besonderer Bedeutung ist. Sie trainierten wesentlicher intensiver, dafür aber kürzer. Und daran hat sich bis heute nichts geändert. Dieses Trainingsprinzip hat sich also bewährt, daher entsprechen ihm die Grundlagen und Schlüsselfaktoren des HII-Trainings.

Trainingshäufigkeit

Das HII-Training wird zwei- bis dreimal die Woche absolviert. Das genügt, um die Muskeln aufzubauen und die Fettverbrennung anzuheizen.

Regeneration

Da der Muskel ausschließlich während der Regenerationsphase und nicht während der Übungen wächst, setzen die HII-Bewegungseinheiten lediglich den Reiz zum Muskelwachstum. Aus diesem Grund sollte jeder Muskel erst nach einer ausreichenden Erholungsphase wieder belastet werden. Da bei unserem Programm die Trainingseinheiten relativ kurz sind, genügt eine Ruhezeit von ca. 24 Stunden. Mehr über die Regenerationsphase und wie Sie sie am besten gestalten, erfahren Sie im Kapitel »Abnehmturbo Regeneration«.

Trainingsintensität

Die Intensität ist der ausschlaggebende Faktor für ein erfolgreiches HII-Training. Gemeint ist damit die Leistung, die in der Trainingszeit erbracht wird. Je kürzer die Trainingsdauer bei gleicher Leistung, desto höher ist die Trainingsintensität. Ziel ist es, den Muskel möglichst stark zu belasten. Der Grundgedanke beim HIIT ist es also, den Wachstumsreiz für den Muskel mit einer hochintensiven, aber kurzen Belastung zu setzen.

Trainingsdauer

Ab Seite 202 finden Sie zwei beispielhafte Trainingspläne für Einsteiger und für Geübte. Beide steigern die Intensität und Dauer des Trainings im Verlauf der sechs Wochen. Einsteiger trainieren am Anfang ca. zwölf Minuten lang, Geübte ca. 22 Minuten. Beide steigern sich auf 35 bis 40 Minuten pro Trainingseinheit. Die Trainingsdauer ist aufgrund der entsprechend höheren Intensität deutlich geringer als bei herkömmlichem Ausdauertraining. HIIT ist also nicht nur sehr effektiv, sondern spart zudem Zeit.

Wann ist die beste Trainingszeit?

Auf die Frage nach der besten Trainingszeit gibt es eine einfache und eindeutige Antwort: Ihr HII-Trainingsprogramm absolvieren Sie am besten morgens oder abends. Zwischen 6 und 9 Uhr sowie zwischen 17 und 20 Uhr ist die Testosteronausschüttung des Körpers erhöht, und zwar bei Männern wie bei Frauen. Daher sind diese Zeiträume ideal für Sport, weil das gute Angebot an diesem körpereigenen Anabolikum hervorragende Regenerationspower liefert und damit das Muskelwachstum optimal begünstigt.

Allerdings: Wer mit HIIT vor allem abnehmen möchte, ist gut beraten, sich für den »Power-Nüchternsport mit Hormontuning« zu entscheiden. Was das ist? Das erfahren Sie im Kapitel »Abnehmturbo Nüchterntraining«.

Letztlich ist die beste Trainingszeit jedoch eine Frage des individuellen Geschmacks und Tagesrhythmus. Entscheidend ist Ihr Wohlbefinden. Wenn Sie sich beispielsweise morgens aus dem Bett quälen müssen, trainieren Sie lieber abends – effektiv ist es auf jeden Fall.

HIIT – die Geheimwaffe fürs Herz

Die Kombination aus Ausdauer- und Krafttraining kräftigt und vergrößert Ihr Herz. Die Folge: Der Ruhepuls sinkt von 75 auf 55. Damit spart sich Ihr Herz rund 30.000 Schläge pro Tag – also zehn Millionen im Jahr. HIIT erleichtert Ihrem Herzen also seine tägliche Schwerstarbeit.

Die Anstrengung lohnt sich!

HIIT lässt sich folgendermaßen zusammenfassen: Es wird kurz, sehr intensiv und nicht oft trainiert. Denn effizientes Muskelwachstum braucht lediglich einen maximal-hohen Reiz und ausreichende Regenerationsphasen. Das heißt: Mit dem High Intensity Interval Training können Sie mit dem geringstmöglichen Zeitaufwand einen optimalen Aufbau Ihrer (Muskel-)Kraft erreichen.

Wenn Sie nachhaltig Ihr Gewicht reduzieren, aber auch Ihre körperliche Leistungsfähigkeit erhöhen möchten, müssen Sie an Ihre körperlichen Grenzen gehen. Anders funktioniert es nicht! Egal, ob Sie schon immer sportlich aktiv waren oder gerade erst auf die Idee kommen, langsam etwas für Ihren Körper zu tun, um nicht einzurosten – HIIT nimmt es mit jeder Diät, jedem Wellnessprogramm oder Anti-Aging-Produkt auf. Denn wenn Sie regelmäßig und konsequent Ihr HII-Training absolvieren, brauchen Sie sich weder vor Übergewicht oder massivem Leistungsabfall noch vor dem Älterwerden zu fürchten. Denn mit diesem Bewegungsprogramm versetzen Sie Ihren Körper nicht nur in die Lage, sich schnell zu regenerieren, Sie beugen damit sogar den meisten Zivilisationskrankheiten, wie Herz-Kreislauf-Erkrankungen, Diabetes Typ 2 oder Rheuma, erfolgreich vor.

Abnehmturbo Krafttraining

Je mehr Muskeln im Körper arbeiten, umso mehr »Brennöfen« sorgen für die Optimierung Ihres Stoffwechsels, und umso effizienter funktioniert die Fettverbrennung über den ganzen Tag. Um dies zu erreichen, können Sie zum einen den Muskelwachstumseffekt des High Intensity Interval Trainings noch steigern. Oder Sie setzen ausschließlich auf das Krafttraining, das wir speziell für die Kraftstoff-Diät ausgearbeitet haben. Am wirkungsvollsten ist es natürlich, wenn Sie beide Wege nutzen, um die sechs Hauptmuskelgruppen des Körpers intensiver zu beanspruchen – sowohl für eine Erhöhung Ihres Grundumsatzes als auch für Ihre körperliche Leistungsfähigkeit.

Denn die Muskeln im menschlichen Körper sind keineswegs nur Motoren. Vielmehr beeinflusst die Muskulatur noch viele andere Körpervorgänge – beispielsweise die Funktion des Immunsystems oder eben den hier für uns interessanten Fettstoffwechsel. Dafür richten wir den Fokus auf die »willkürlichen« Muskeln, die der Mensch willentlich einsetzt und die wir somit gezielt trainieren können. Weil wir uns ohne sie nicht bewegen könnten, ist ihr ständiger Gebrauch lebenswichtig. Denn werden Muskeln nicht benutzt, bilden sie sich zurück. Wer sich also zu wenig bewegt, lässt seine Muskulatur verkümmern.

Trainingseffekte auf den Muskel

Ein Muskel besteht aus weißen »schnellen« und roten »langsamen« Fasern. Die weißen Fasern werden auch als »fast twitch« bezeichnet, das bedeutet »schnell zuckend«. Sie sind für Kraft und Schnelligkeit zuständig, ermüden zwar schneller, sind aber für den Muskelaufbau empfänglicher. Überwiegend weiße Muskelfasern befinden sich in der Muskulatur von Beinen, Brust und Trizeps.

Die roten, auch »langsam zuckend« (slow twitch) genannten Muskelfasern brauchen wir für die Ausdauerleistung. Sie erzeugen weniger Kraft als die weißen und sind vor allem für Haltefunktionen wichtig. Die entsprechenden Muskelgruppen mit überwiegend roten Fasern befinden sich am Bauch, Rücken und Nacken.

Wer Ausdauersportarten wie Laufen, Radfahren, Schwimmen oder Walken konventionell betreibt, trainiert damit klar

Muskeln rot-weiß

Das Verhältnis der weißen und roten Muskelfasern in unserer Muskulatur ist genetisch bedingt. Die Muskeln des berühmten US-amerikanischen Sprinters und Weitspringers Carl Lewis beispielsweise, der seine großen Erfolge in den 1980er- und 1990er-Jahren feierte, sollen zu rund 90 Prozent aus Fast-twitch-Fasern bestanden haben.

Übrigens: Durch Ausdauertraining lassen sich die weißen Muskelfasern in rote umwandeln. Umgekehrt funktioniert das allerdings nicht.

und spezifisch das Herz-Kreislauf-System, den Stoffwechsel und das Immunsystem. Das heißt, es werden nahezu ausschließlich die roten Muskelfasern angesprochen, nicht aber die weißen, und damit gibt es auch kaum Muskelaufbau. Es sei denn, Sie trainieren in solch hochintensiven Intervallen, wie wir sie im Rahmen des High Intensity Interval Training HIIT ab Seite 202 beschreiben.

Beim reinen Krafttraining hingegen, bei dem der Muskel zum Beispiel durch das Heben von Gewichten einem besonders intensiven Reiz ausgesetzt ist, werden Sehnen, Bänder, Gelenke und die weißen Muskelfasern trainiert: Die Muskeln werden dadurch nicht nur leistungsfähiger, sie wachsen auch. Und zwar indem sich die Anzahl der Myofibrillen in den Muskelfasern erhöht und sich dadurch der Querschnitt der Muskeln etwas vergrößert.

Die Muskeln wachsen übrigens nicht während des Trainings, sondern in den zwölf bis 36 Stunden danach. Deshalb sind die Pausen zwischen den Bewegungseinheiten genauso wichtig wie das Training selbst. Der Körper braucht Zeit, um sich zu regenerieren und den Muskel aufzubauen. Bevor der nächste Trainingsreiz gesetzt wird, sollte also ausreichend Zeit vergehen, unsere Trainingspläne berücksichtigen das selbstverständlich.

Der besondere Vorteil von HIIT ist es nun, dass sich Ausdauer und Muskelmasse zugleich gewinnen lassen. Wer also HIIT und die ab Seite 211 beschriebene 8-Level-Core-Übung absolviert, wird bald merken, dass seine Leistungsfähigkeit schnell und deutlich steigt. Der Grund dafür sind feine Stoffwechselanpassungen im Muskel. Was genau passiert da?

Der Stoffwechsel im Muskel

Mitochondrien sind die »Kraftwerke« der Muskelzelle, sie sind ausschlaggebend für die Leistungsfähigkeit. In den Mitochondrien werden die »Treibstoffe« Fett, Eiweiß und Kohlenhydrate aus unserer Ernährung verbrannt, um daraus Energie (ATP = Adenosintriphosphat) zu gewinnen. Unsere Muskeln können das ATP speichern, daher ist es umso besser, je größer die Muskeln sind und je mehr Sie davon haben. Bei Trainierenden vermehren sich die Mitochondrien und verbessern so die Energieversorgung.

Ebenfalls einen direkten Einfluss auf die körperliche Leistungsfähigkeit hat der Sauerstoffträger Myoglobin. Er ist verantwortlich für die rote Farbe des Blutes und sorgt für den optimalen Transport des Sauerstoffs im Körper. Je mehr Myoglobin wir im Blut haben, umso besser – und mit jeder Trainingseinheit steigt der Anteil!

Kräftige Muskeln kommen uns auch beim Abnehmen zugute. Denn je mehr der Muskel wächst, desto mehr Kohlenhydrate kann er als Glykogen speichern, und entsprechend weniger davon gelangt in die Fettzellen. So steht dem Körper mehr direkte Energie zur Verfügung, und die Fettzellen verhungern allmählich.

Keine Angst vor Muskelaufbautraining

Viele Frauen meiden ein klassisches Training zum Muskelaufbau, sie befürchten, zu »männlichen Muskelpaketen« zu werden. Doch diese Angst ist völlig unbegründet, denn der weibliche Körper hat eine natürliche Barriere, die verhindert, dass so etwas passiert. Frauen verfügen nur über zehn bis 20 Prozent des Testosterons eines männlichen Körpers. Dieses Hormon aber ist ausschlaggebend für ein übermäßiges Muskelwachstum, wie es viele Männer anstreben. Das heißt, bei Frauen ist das von vornherein ausgeschlossen. Und es bleibt dabei: Eine effektive Fettverbrennung erreichen Männer wie Frauen am besten mit der idealen Kombination aus Ausdauer- und Krafttraining sowie einer gesunden Ernährung.

Positive Effekte des Muskelaufbaus

- gesteigerte Fettverbrennung, da die Muskeln viel »Nahrung« brauchen
- verbesserte Körperwahrnehmung
- verbesserte Körperhaltung
- Entlastung der Bandscheiben durch kräftigere Rückenmuskulatur
- Gelenkentlastung
- Vorbeugung von Osteoporose

Gefahren beim Krafttraining

Zu den großen Vorteilen einer trainierten Muskulatur gehört nicht nur, dass sie mehr Fett verbrennt, sondern sie beugt auch vielen möglichen Verletzungen am Körper vor. Beim Krafttraining zum Muskelaufbau gibt es allerdings auch ein paar Risiken. Die Muskulatur kann sich vor Überbelastung und somit Verletzungen am Muskel selbst gut schützen. Und eventuelle Beschädigungen wie Muskelkater sind schnell wieder ausgeheilt. Doch Knochen, Sehnen und Bänder sind da weniger robust und anpassungsfähig. Probleme in diesen Bereichen entstehen meist langsam, schleichen sich beim Training unauffällig ein – und können so zu langfristigen Schäden führen.

Passt sich die Muskulatur schon nach ein paar Wochen den neuen Belastungen eines Krafttrainings an, dauert es bei Bändern und Gelenken deutlich länger, bis sie sich daran gewöhnt haben. So sind zwar die Muskeln relativ schnell für eine stärkere Belastung bereit, nicht jedoch der Bewegungsapparat. Deshalb ist es wichtig, Kraftübungen langsam zu steigern, um dem Körper genug Zeit zu geben, sich anzupassen. Unser Programm zum Muskelaufbau ab Seite 202 setzt daher auf eine langsame Gewöhnung an die ungewohnte Belastung.

Muskelkater

Typisches Anzeichen für ein Training, das den Körper zu sehr belastet, ist der allseits bekannte Muskelkater. Er ist das Ergebnis kleiner Risse im Muskelgewebe. Diese fördern Wassereinlagerungen im Muskel, er schwillt an und schmerzt bei erneuter Belastung.

Abnehmturbo Nüchterntraining

Vorteile des morgendlichen Trainings

Unter den Gesundheitssportlern gilt es längst als Geheimtipp: das Nüchterntraining. Ganz einfach deshalb, weil nur wenig Zucker im Blut kreist, wenn Sie morgens noch nichts gegessen haben. Beim Frühsport auf nüchternen Magen muss der Körper deshalb vermehrt auf Fett als Energieträger zugreifen.

Über Nacht hat der Organismus für seine Verdauungs- und Regenerationsprozesse alle Glykogenspeicher nahezu komplett geleert. So stehen am Morgen nur wenige Zuckerreserven zur Verfügung. Also wird der Körper bei entsprechender Anstrengung gezwungen, auf freie Fettsäuren zur Energiegewinnung zurückzugreifen. Und die kommen bei nüchternem Zustand ohne Umwege direkt aus unseren ungeliebten Fettdepots.

Außerdem profitieren Sie davon, dass vor dem Frühstück kein durch Kohlenhydrate verursachter Insulinwert Ihre Testosteronausschüttung blockiert. Dies sorgt ebenfalls dafür, dass für die Energiegewinnung direkt die Fettzellen angegangen werden (siehe Grafik auf Seite 27). Der »Power-Nüchternsport mit Hormontuning« nutzt also die Tatsache, dass Sie die Nüchternphase der Nacht verlängern und damit dem Körper die Fettverbrennung erleichtern.

Warum fördert das Nüchterntraining die Fettverbrennung?

Die Erkenntnisse zu den Wirkungen des Nüchterntrainings stammen aus dem Fitness- und Leistungssport. Das Institut für Sportwissenschaft an der Universität Halle-Wittenberg etwa hatte unter Prof. Dr. Kuno Hottenrott unter anderem die Beeinflussung der Fettstoffwechselaktivität untersucht, um herauszufinden, unter welchen Trainingsbedingungen der Körper vermehrt freie Fettsäuren umsetzt. Als wirkungsvoll stellten sich zwei Möglichkeiten heraus:

1. Vor dem Training nichts essen
2. Vor dem Training Kaffee trinken

Vor dem Training nichts essen

Um zu beurteilen, welchen Einfluss Nüchternheit und Kohlenhydrataufnahme auf den Fettstoffwechsel haben, gab es eine Untersuchung mit elf Radfahrern. Dafür durften die Sportler über Nacht zehn Stunden lang nichts essen und mussten danach ein eineinhalbstündiges Radfahrtraining absolvieren – und zwar bei einer Belastungsintensität von 75 Prozent der maximalen Herzfrequenz. Nach einem kohlenhydratreichen Frühstück trainierten sie weitere eineinhalb Stunden in gleicher Intensität.

Sowohl in Ruhe als auch nach jeweils 30 Minuten Radfahren wurde zur Bestimmung der Laktatkonzentration und der freien Fettsäuren Blut aus ihren Ohrläppchen entnommen. Und es zeigte sich, dass im nüchternen Zustand die Konzentration der freien Fettsäuren hochsignifikant anstieg, während sie nach der kohlenhydratreichen Kost in Ruhe und während der Radfahrbelastung deutlich niedriger war als vor dem

Frühstück. Die Aufnahme der Kohlenhydrate beeinflusste auch die Laktatkonzentration: Sie war vor dem Frühstück in Ruhe und während der Belastung erniedrigt, nach dem Frühstück signifikant erhöht.

So weit die wissenschaftlichen Fakten. Prof. Hottenrott zieht daraus folgenden Schluss: Die Aktivität des Fettstoffwechsels wird durch die Nahrungsaufnahme beeinflusst. Er erklärt das so: Hat die belastete Muskulatur nur noch wenig Glykogen gespeichert, werden verstärkt Fette aufgespalten, und damit steigt der Anteil an freien Fettsäuren. Im Hungerstoffwechsel, also bei geringer Glukoseverfügbarkeit, wird bereits nach 30 Minuten nicht zu hoher Belastung der Fettstoffwechsel deutlich aktiviert.

Gewarnt wird allerdings davor, beim »Hungerstoffwechsel« ein zu ausgedehntes Training (länger als 60 Minuten) zu absolvieren, da es während der Belastung zu einer Unterzuckerung kommen kann. Deshalb eignet sich unser HIIT mit seinen kurzen, aber intensiven Belastungen besonders gut für ein Nüchterntraining.

Vor dem Training Kaffee trinken

Die zweite Möglichkeit, vermehrt freie Fettsäuren freizusetzen, lautet: vor dem Training schwarzen Kaffee oder Grapefruitsaft trinken. Die hervorragende lipolytische (fettspaltende) Wirkung von Koffein und die Amine im Grapefruitsaft mobilisieren die Fettsäuren. Je mehr die Fettzellen im Körper aufgeschlossen sind, umso leichter können die Fettsäuren verbrannt werden – allerdings nur in Verbindung mit einem Ausdauertraining wie zum Beispiel HIIT.

Entscheidend ist die Energiebilanz

Bei der Aktivierung des Fettstoffwechsels geht es zunächst lediglich um die Mobilisierung freier Fettsäuren. Und das hat, so Prof. Hottenrott, erst einmal gar nichts mit Gewichtsreduktion zu tun. Denn für eine effiziente Gewichtsreduktion ist es am Ende nur interessant, wie viele Kalorien im Laufe eines Tages verbrannt und wie viele zugeführt werden.

Sind die freien Fettsäuren jedoch erst einmal mobilisiert, hat das positive Auswirkungen auf den Brennstoffmix. So lernt Ihr Körper, freie Fettsäuren früher und vermehrt zur Energiegewinnung heranzuziehen. Und Ihre Glykogenspeicher werden in Zukunft langsamer entleert – auch wenn kein Nüchternlauf ansteht. Das heißt, Sie nutzen die zur Verfügung stehenden Brennstoffe effektiver und verbessern so Ihre Grundleistungsfähigkeit.

Nüchterntraining ist also in vieler Hinsicht durchaus sinnvoll. Dennoch gilt es einiges zu beachten. Prof. Hottenrott empfiehlt etwa, vor dem morgendlichen Lauf ein wenig Zucker zu sich zu nehmen, zum Beispiel einen Apfel oder ein Glas Schorle aus einem Drittel Saft mit 100 Prozent Fruchtgehalt und zwei Dritteln Mineralwasser. Falls die Glykogenspeicher nämlich schon vor dem Lauf komplett leer sind, dann reicht auch die Fettverbrennung nicht mehr aus: Der Organismus greift spätestens nach einer Stunde Nüchterntraining auf die Aminosäuren zu, und die sind wichtig für Muskulatur und Immunsystem. Deshalb sind kürzere Trainingseinheiten vor dem Frühstück optimal.

Was spricht noch für das Nüchterntraining?

Frühaufstehern bietet der morgendliche Sport noch ein paar weitere Vorzüge. So ist Morgenluft messbar frischer als die Luft am Nachmittag oder Abend, es sind auch weniger Schadstoffe in der Luft, und der Ozonwert ist niedriger. Außerdem setzen körperliche Aktivitäten nach längerer Nüchternphase einen Reinigungsprozess in Gang. Das heißt, Abfallstoffe aus den Zellen werden verstärkt abtransportiert, Organe, Blut, Haut und Lunge säubern sich.

Frühsport oder Training am Abend?

Ein weiterer Vorteil des Trainings am Morgen ist, dass es die Regeneration während der Nacht am wenigsten stört. Frühsport treibt den Puls in die Höhe, was messbaren Stress im Körper verursacht. Um diesen Level an Stresshormonen wieder zu senken, braucht der Körper mehrere Stunden. Ein intensives Training am Abend beeinträchtigt deshalb die Schlafqualität – und damit auch den Regenerationsprozess. Übrigens: Einen ähnlichen Effekt können spannende Filme und Ärger am Abend haben. Wenn Ihr Biorhythmus nicht dagegen spricht, sollten Sie also abends schön entspannen und morgens powern.

Wenn Sie mit Sport jedoch schwerpunktmäßig einen Ausgleich zu einem stressigen und anstrengenden Arbeitstag schaffen möchten, sollten Sie abends trainieren. Denn mit einem hohen Adrenalin- bzw. Noradrenalinspiegel zwischen 17 und 20 Uhr haben Sie genügend Reserven, um nach dem

Job ein wirksames Training absolvieren zu können. Gleichzeitig ist nach dem Sport Ihr Hormonspiegel optimiert, also wurden Stresshormone abgebaut. Reizbarkeit und Müdigkeit sind dann wie weggeblasen, und Sie können sich effektiv entspannen.

Das schaffen Sie übrigens ausschließlich mit Bewegung. Gemütlich auf der Couch zu sitzen mit einem Glas Rotwein oder Bier funktioniert auf keinen Fall. Damit bleiben Sie den ganzen Abend »unter Strom«, werden schlecht schlafen und fühlen sich am nächsten Morgen wie gerädert. Deshalb unser Tipp: Sind Sie tagsüber sozusagen im Dauerstress, absolvieren Sie am Abend wenigstens eine kleine Sporteinheit von etwa 20 Minuten.

Letztlich ist es eine Frage des Typs und des Geschmacks, wann Sie am besten trainieren. Ausschlaggebend ist Ihr Wohlbefinden.

Abnehmturbo Wasser

Die ausreichende Versorgung mit Wasser ist für den gewünschten Effekt der Kraftstoff-Diät mindestens ebenso wichtig wie die passende Ernährung mit Fetten und Eiweiß, die gezielte Bewegung oder die erholsame Regeneration. Der Körper besteht immerhin zu fast 60 Prozent (Männer) beziehungsweise etwa 50 Prozent (Frauen) aus Wasser. Und weil der Mensch bis zu drei Liter Flüssigkeit pro Tag durch Schwitzen, Atmen und Urinieren verliert – bei regelmäßigen sportlichen Aktivitäten sind es entsprechend mehr –, muss dieses Wasser immer wieder ersetzt werden, um die optimale Leistungsfähigkeit des Organismus zu gewährleisten.

Wie überaus wichtig Wasser für uns ist, zeigt beispielsweise die Tatsache, dass wir zwar einige Wochen ohne Nahrung auskommen können, jedoch höchstens eine Woche ohne Wasser. Länger würden wir ohne Flüssigkeitsaufnahme nicht überleben. Aber das ist ja hinlänglich bekannt. Uns geht es hier vielmehr darum zu erklären, warum genügend Wasser in der richtigen Qualität unser Bestreben unterstützt, abzunehmen und gleichzeitig fitter zu werden.

Warum ist Wasser zum Abnehmen so wichtig?

Wie fördert also ein erhöhter Flüssigkeitsanteil im Körper die Muskelbildung und den Fettabbau? Die Antwort liefert eine US-amerikanische Studie, die an der California State University durchgeführt wurde und sich unter anderem mit dem Zusammenhang von Flüssigkeitshaushalt und (Kraft-)Training befasste. Die Forscher fanden heraus, dass bei Sportlern, die trotz intensiven Trainings nicht ausreichend Wasser tranken, sowohl die Fettverbrennung als auch das Muskelwachstum ausgebremst wurde. Daran schuld sind Hormone wie Testosteron oder Cortisol. Denn eine unzureichende Hydrierung des Körpers hat zur Folge, dass der Cortisolspiegel steigt. Und das überschüssige Cortisol hindert das für den Muskelaufbau wichtige Testosteron daran, in die Zellen einzudringen. Dies verlangsamt die gesamten Stoffwechselprozesse und damit auch das Muskelwachstum. Zudem verlangsamt das Cortisol die Verstoffwechslung von Fett und Kohlenhydraten.

Um also die Wirkung eines (Kraft-)Trainings nicht durch eine Dehydrierung zu konterkarieren, ist es sehr wichtig, vor und während des Sports sowie danach stets ausreichend zu trinken. Denn ohne genügend Wasser bleibt der Trainingseffekt aus, beziehungsweise ist er geringer.

Am besten geeignet ist Wasser oder ungesüßter Tee. Ob Sie Wasser mit oder ohne Kohlensäure trinken, spielt übrigens keine Rolle, das ist Geschmackssache. Kohlensäure hat entgegen der landläufigen Meinung keine negative Auswirkung auf den Körper. Wichtig ist nur, dass genug getrunken wird.

Empfehlenswert ist ein natriumarmes (< 20 mg/l) Wasser, das reich an Magnesium ist – also mindestens 100 Milligramm

Wie Magnesium wirkt

- Magnesium aktiviert mehr als 300 Enzyme im Körper, ist also an zahlreichen Körperprozessen beteiligt.
- Das Mineral wird für den Glukosestoffwechsel gebraucht. Funktioniert dieser nicht, wird keine Energie bereitgestellt.
- Magnesium ist beim Abbau von Laktat beteiligt. Diese Milchsäure schränkt die körperliche Belastbarkeit ein. Sie entsteht durch Überlastung beim Sport.
- Magnesium sorgt für entspannte Muskeln und beugt Verspannungen sowie Krämpfen vor.

pro Liter enthält. Denn eine gute Versorgung mit Magnesium ist für den Sportler immens wichtig. Schließlich verliert er durch das Schwitzen wertvolle Mineralstoffe – vor allem eben auch Magnesium (pro Liter Schweiß übrigens etwa 20 g). Und dieser Mineralstoff ist unverzichtbar für den Energiestoffwechsel beziehungsweise die Energiebereitstellung für die Muskulatur. Das heißt: Ist nicht ausreichend Magnesium vorhanden, haben die Muskeln Probleme, ihren Energiebedarf vollständig zu decken – dann kommt es zu spürbaren Leistungseinbußen und im schlimmsten Fall zu Muskelkrämpfen.

Wie viel Wasser brauchen Sie?

Stellt sich jetzt noch die Frage nach der Menge. Eine bekannte Faustregel sagt, man sollte mindestens 1,5 bis zwei Liter pro Tag trinken. Neueste sportmedizinische Erkenntnisse geben genauere Vorgaben: 38 Milliliter Wasser beziehungsweise Flüssigkeit pro Kilogramm Körpergewicht sollten es sein. Bei einem 70 Kilogramm schweren Menschen sind das also mehr als 2,5 Liter! Erst dann ist der Organismus garantiert in vollem Umfang leistungsfähig. Das gilt umso mehr, wenn man regelmäßig und intensiv trainiert.

Wenn Sie sicherstellen möchten, dass Ihr intensives Training möglichst effektiv ist, sollten Sie zwei Stunden vor dem Sport 0,5 Liter Wasser trinken, um Ihren Organismus schon vor der Anstrengung mit genügend Flüssigkeit zu versorgen. Aber auch während des Trainings ist es wichtig, dem Körper Nachschub zu geben. Trinken Sie also in regelmäßigen Abständen, um das herausgeschwitzte Wasser möglichst umgehend zu ersetzen.

Die Faustregel lautet: Pro verlorenes Kilogramm sollte während des Trainings beziehungsweise danach ein Liter Wasser getrunken werden. Nur dann lässt sich eine Dehydrierung vermeiden.

Ein gutes Indiz für »zu wenig« Flüssigkeit ist übrigens Durst. Denn wenn Sie Durst verspüren, ist das bereits ein Zeichen dafür, dass Sie schon längst dehydriert sind. Warten Sie also nicht auf das Durstgefühl – das mit zunehmendem Alter sowieso nachlässt. Zwingen Sie sich vielmehr, regelmäßig über den Tag verteilt immer wieder ein Glas zu trinken. Stellen Sie sich Wasser an den Arbeitsplatz, auf den Esstisch und neben das Bett, und trinken Sie bei jeder Gelegenheit. Zu viel können Sie gar nicht trinken, denn überschüssige Flüssigkeit wird über die Nieren wieder ausgeschieden.

Nebenbei kurbelt eine ausreichende Flüssigkeitszufuhr auch den Fettstoffwechsel an und hat einen positiven Effekt auf den Muskelaufbau, sodass sich Ihr Energieumsatz um bis zu 100 Kalorien täglich erhöht! Das liegt an der Thermogenese, also der Erzeugung von Körperwärme durch das Verbrennen von Kalorien. Daran hat Wasser einen großen Anteil, indem es den Stoffwechsel anheizt. – Vorausgesetzt, Sie trinken mindestens die genannten 38 Milliliter Wasser pro Kilogramm Körpergewicht.

Abnehmturbo Regeneration

Inzwischen sollte klar sein, dass von unseren Abnehmturbos jeder für sich genommen positive Auswirkungen auf den Körper hat. Jeder ist eine gute Maßnahme, um fitter und schlanker zu werden. Den optimalen Effekt erzielen Sie aber nur, wenn alle sechs Turbos zusammenspielen. So ist es erfahrenen Sportlern und natürlich den Profis längst bekannt, dass es ohne ausreichende Entlastung und Regeneration keinen idealen Trainingserfolg gibt. Im Gegenteil: Sport kann sich dann sogar negativ auf die Fitness auswirken. Denn ohne angemessene Entlastung der Muskulatur beziehungsweise der körperlichen Prozesse fährt der Organismus seine Leistung zurück. Es ist also wichtig, ihm die nötige Zeit zu geben, um sich zu erholen.

Der menschliche Körper ist diesbezüglich ein echtes Wunderwerk, bei Überanstrengung spult er nämlich ganz von alleine sein spezielles Programm zur Erholung und Wiederherstellung ab: die Regeneration.

Dabei leistet der Organismus perfekte Arbeit: Durch die Belastung geschädigte Zellen in Muskeln oder Gewebe werden in kurzer Zeit wieder repariert, durch intensives Training entstandene Entzündungen heilen ab. Und das völlig automatisch, ohne unser aktives Zutun. Allerdings können wir den Organismus dabei aktiv unterstützen.

Darum sollten sich Sportler nicht nur auf die Art, den Umfang und die Intensität ihrer Übungen konzentrieren, sondern auch auf die darauf folgende Regenerationsphase. Sie ist absolut gleichrangig!

Und das heißt: Nachdem durch HIIT und/oder Krafttraining ein wirksamer Belastungsreiz gesetzt wurde, muss dem Körper respektive den Muskeln unbedingt genügend Zeit zur Erholung gegeben werden. Andernfalls ist der Trainingseffekt nicht optimal.

Weniger Regenerationsdauer bei kurzem Intensivtraining

Viele Sportler trainieren regelmäßig eineinhalb bis zwei Stunden mit niedriger Intensität (also im extensiven Bereich), um ihre Power und Fitness zu stärken. Damit werden, selbst wenn vorrangig Fett verbrannt wird, alle Glykogenspeicher stark entleert, zudem ist der Flüssigkeitsverlust vergleichsweise hoch. Danach braucht der Körper mindestens einen oder zwei Tage, um sich zu regenerieren.

Die Trainingsdauer des intensiven HIIT-Programms sowie der intensiven Kraftübungen im Rahmen der Kraftstoff-Diät liegt hingegen jeweils deutlich unter einer Stunde. Die Glykogenreserven in Leber und Muskulatur werden deutlich weniger beansprucht, daher braucht der Organismus nicht so lange, um sich zu regenerieren. Dies macht es möglich, über die sechs Wochen nahezu täglich zu trainieren, ohne die Regeneration zu vernachlässigen.

Die optimale Gestaltung der Erholungszeit

Entscheidend ist jedoch nicht nur die Dauer der Erholungszeit, sondern vor allem, wie Sie sie gestalten. Worauf kommt es an? Der perfekte Mix für eine umfangreiche Regeneration des Organismus samt Muskulatur besteht aus ausreichender Flüssigkeitszufuhr, effizienter Power-Ernährung, optimaler Entspannung und vor allem genügend Schlaf.

Wie wichtig es ist, vor, während und nach den Bewegungseinheiten ausreichend Flüssigkeit »zu tanken«, haben Sie bereits im Kapitel »Abnehmturbo Wasser« erfahren. Ebenso unterstützt eine eiweiß- und fettbetonte Ernährung, wie wir sie im Kapitel »Abnehmturbo Ketose« beschreiben, die leistungssteigernden Effekte im Körper. Bleiben also die Punkte Entspannung und genügend Schlaf. Beides ist für eine optimale

---

Ohne Pause keine Fitness

Muskeln wachsen nicht während des Trainings. Der Muskelaufbau findet vielmehr nach dem Sport statt. Die Übungen setzen lediglich den notwendigen Reiz, der dem Körper das Signal gibt: Muskel aufbauen! Für die dafür notwendigen Prozesse und um sich zu regenerieren, braucht er genügend Zeit und Ruhe.

Das Trainingsprogramm unserer Kraftstoff-Diät umfasst ein intensives Training, das deutlich weniger als eine Stunde dauert. Daher sind Trainingspausen von einem Tag ausreichend. Wir empfehlen also, zwischen den Trainingseinheiten etwa 24 Stunden zu warten, bevor der nächste Trainingsreiz gesetzt wird.

Regeneration zwingend notwendig, erst dann hat der Muskel die Gelegenheit, »in Ruhe« wachsen zu können. Und auch erst dann funktioniert das Prinzip der Superkompensation (siehe Seite 40).

Was Sie über den Schlaf wissen sollten

Wie gesagt, ist genügend Schlaf wichtig für die Regeneration des Körpers. Zur idealen Schlafdauer gibt es einiges zu sagen, dazu kommen wir später. Zunächst klären wir die Frage: Was passiert im Schlaf?

Im Schlaf läuft das Wiederherstellungsprogramm des Menschen auf Hochtouren – sowohl für den Körper als auch für den Geist. Der Schlaf ist sozusagen die Energietankstelle und Wartungsstation für den Organismus. Denn im Schlaf werden die meisten Wachstumshormone ausgeschüttet, und ohne diese gibt es keine Zellerneuerung. Unser Körper besteht aus 60 bis 70 Billionen Zellen, die immer wieder aufgebaut, erneuert, repariert und ausgemustert werden müssen. In der Nacht teilen sich bis zu 350 Milliarden Zellen, und solche, die Ansätze von pathologischen Strukturen zeigen, werden ausgeschieden. Neue Strukturen werden aufgebaut. Der Körper schafft also im Schlaf die Voraussetzungen, damit wir für die Herausforderungen des nächsten Tages gewappnet sind. Das gilt umso mehr für die intensive Belastung im Rahmen der Kraftstoff-Diät. Ohne Zellerneuerung gibt es auch kein Muskelwachstum.

Aber das ist nicht alles. Beim Schlafen werden zudem alle Zuckerspeicher – wie Leber oder Muskulatur –, die über den

Tag durch verschiedene Aktivitäten geleert wurden, wieder aufgefüllt. Dies bezeichnet man als Glukoneogenese. Es werden außerdem vermehrt Enzyme produziert und Stresshormone abgebaut. Das ist während der Kraftstoff-Diät ganz besonders wichtig, weil durch das Powertraining speziell die Stresshormone Cortisol, Adrenalin und Noradrenalin verstärkt ausgeschüttet werden. Schließlich entspannt sich in der Nacht das zentrale Nervensystem, weil der Powernerv Sympathikus zur Ruhe kommt und der Ruhenerv Parasympathikus die Oberhand gewinnt, sich um die Regeneration und den Aufbau körpereigener Reserven kümmert sowie die Verdauung aktiviert, verschiedene Stoffwechselvorgänge ankurbelt und für allgemeine Entspannung sorgt.

Zu guter Letzt stärkt gesunder Schlaf die körpereigene Immunabwehr. Wer dauerhaft zu wenig und zu schlecht schläft, ist weniger leistungsfähig. Immerhin braucht das menschliche Immunsystem nach einem intensiven Training bis zu 72 Stunden, um wieder vollumfänglich seine Abwehrfunktion erfüllen zu können. Das liegt daran, dass nach hoher Belastung der Anteil der weißen Blutkörperchen (sie sind für die Immunabwehr besonders wichtig) zwar zunächst zunimmt, aber nach wenigen Stunden stark abfällt. Ausreichende Erholung sowie das darauf abgestimmte Powerfood sorgen dafür, dass im Rahmen der Regeneration der Ausgleich geschaffen wird.

Wie viel Schlaf brauchen wir?

Doch nun zurück zu der Frage, wie viel Schlaf ausreichend ist. Menschen sind hier ebenso unterschiedlich wie in vielen anderen Lebensbereichen. Es gibt also keine pauschale Antwort auf die Frage. Neue Untersuchungen zeigen jedoch, dass die meisten von uns sieben bis acht Stunden brauchen, um tatsächlich in den Genuss einer abgeschlossenen Regeneration zu kommen. Ist die Schlafdauer zu kurz und die Regeneration nicht abgeschlossen, werden möglicherweise nicht alle pathologischen Zellen gefunden und ausgemustert. Das macht das Immunsystem anfälliger, die Abwehr ist geschwächt, ebenso die Leistungsfähigkeit. Man kann sich schlechter konzentrieren, wird aggressiv, der Blutdruck steigt. Wer dauerhaft zu wenig schläft, mutet seinem Körper enormen Stress zu. Und das ist die schlechteste Voraussetzung, um mit der Kraftstoff-Diät die gewünschten Effekte zu erzielen. Auch deshalb, weil nachts der Stoffwechsel dafür sorgt, dass der Insulinspiegel sinkt. Der sagt uns, ob wir Hunger haben oder nicht. Stressphasen erhöhen das Insulin im Blut, und der Appetit steigt mit.

Um herauszufinden, ob Sie genug schlafen, müssen Sie nur darauf achten, wie Sie sich morgens nach dem Aufwachen fühlen. Erholt und ausgeruht oder erschöpft und wie gerädert? Ist Letzteres der Fall, schlafen Sie zu wenig und sollten (wahrscheinlich) früher zu Bett gehen.

Aber wie viele Stunden Schlaf braucht man, um ausgeruht aufzuwachen? Und wann ist der richtige Zeitpunkt, um schlafen zu gehen? Um das herauszufinden, hilft eine einfache Faustregel: Der gesunde menschliche Schlaf teilt sich in fünf Schlafzyklen à 90 Minuten pro Nacht, daher beträgt die optimale Schlafdauer laut Schlafexperte Dr. Michael Breus 7,5 Stunden. Wenn Sie nun diese 7,5 Stunden von der Uhrzeit zurückrechnen, zu der Sie aufstehen müssen/wollen, dann haben Sie die geeignete Zubettgehzeit. Wenn Sie morgens um

6.30 Uhr aus den Federn müssen, sollten Sie also idealerweise um 23 Uhr zu Bett gehen.

Wichtig für einen gesunden und erholsamen Schlaf ist es allerdings, dass Sie jeden Abend konsequent zur gleichen Zeit zu Bett gehen. Nur dann gewöhnt sich Ihr Körper an den Schlafrhythmus und stellt sich entsprechend darauf ein.

Um morgens schneller wach und fit zu werden, hilft es, sich möglichst gleich nach dem Aufstehen unmittelbar dem Tageslicht auszusetzen. Das vertreibt das Schlafhormon Melatonin, und die Produktion des »Hallo-wach-Hormons« Serotonin wird angeregt.

Übrigens ist es eine Mär, dass der Schlaf vor Mitternacht der beste sei. Es ist nicht entscheidend, um welche Uhrzeit Sie zu Bett gehen, sondern dass Sie so lange schlafen, wie Sie es brauchen. Der menschliche Schlaf folgt einem festen Rhythmus, das heißt, Sie haben alle 90 Minuten eine Tiefschlafphase, auch wenn Sie erst um Mitternacht ins Bett gehen. Allerdings kommen Sie vermutlich eher auf die erforderlichen sieben bis acht Stunden Schlaf, wenn Sie deutlich vor Mitternacht ins Bett gehen.

Schlafen Sie gut!

Menschen mit Schlafstörungen – und das ist in Deutschland jeder Dritte – sollten dafür sorgen, dass nicht nur ihr Schlafrhythmus passt, sondern auch das Schlafumfeld. Wer sich im Schlafzimmer mit elektronischen Geräten wie Digitalwecker, Fernseher, Stereoanlage, Laptop oder Smartphone mit blinkenden Lampen umgibt, kann nicht mit einer optimalen Regeneration rechnen.

Schon das Stand-by-Licht eines Fernsehers reduziert die

Für einen besseren Schlaf

- Trinken Sie acht Stunden vor dem Zubettgehen keinen Kaffee mehr. So lange braucht der Körper, um Koffein ganz abzubauen.
- Lesen Sie in den drei Stunden vorher keine Mails mehr. Tun Sie einfach mal nichts, gönnen Sie sich und Ihrem Geist Ruhe. Sie haben Feierabend!
- Nehmen Sie die letzte Mahlzeit mindestens zwei Stunden vor dem Schlafengehen ein und trinken Sie auch keinen Alkohol mehr. Das Verdauungs- und Entgiftungssystem des Organismus braucht eine Pause.
- Nutzen Sie in der letzten Stunde vor dem Schlafen kein Laptop und kein Smartphone. Die Bildschirmbeleuchtung erschwert das Einschlafen und bringt unruhigen Schlaf.

Schlafqualität, weil bei geringstem Lichteinfall das Schlafhormon Melatonin nur verzögert ausgeschüttet wird. Deshalb gilt: Alle Störfaktoren dieser Art raus aus dem Schlafzimmer. Dunkeln Sie den Raum, in dem Sie schlafen, möglichst komplett ab. Schaffen Sie sich einen Ort, an dem Körper und Geist optimal entspannen können. Eine Raumtemperatur von 18 bis 20 Grad Celsius ist ideal.

Ob Sie alleine besser schlafen oder neben Ihrem Partner, müssen Sie für sich selbst herausfinden. Das ist individuell verschieden. Viele Menschen brauchen die Symbiose, Vertrautheit und Sicherheit, die der Partner bietet. Allerdings können Störgeräusche wie Schnarchen, Unruhezustände des anderen oder verschiedene Zubettgehzeiten zur Folge haben, dass man am nächsten Morgen nicht ausgeruht ist. Überlegen Sie, was Ihnen wichtiger ist.

Nichts einzuwenden ist gegen einen kleinen Mittagsschlaf. Der sollte aber nicht länger als 10 bis 15 Minuten dauern, um die tiefe Schlafphase zu vermeiden.

Absolut verboten ist hingegen Alkohol vor dem Zubettgehen! Wer beispielsweise zwei Stunden vor dem Schlafengehen eine Flasche Bier trinkt, stört seinen Schlaf extrem. In den ersten beiden Stunden ist die Schlafqualität gleich null, denn der Organismus ist damit beschäftigt, das Gift Alkohol abzubauen. Die Leber muss also Schwerstarbeit leisten, und so kann keine Regeneration stattfinden.

Das gilt auch, wenn zu spät zu Abend gegessen wird. Nach dem Essen dehnt sich der Magen aus und drückt das Zwerchfell nach oben. Das beeinträchtigt die Atmung, gerade im Liegen. Außerdem kommt der Magen nicht zur Ruhe, weil er noch Verdauungsarbeit leisten muss. Dann lässt es sich schlecht einschlafen. Um das zu vermeiden, sollten Sie zwei Stunden vor dem Schlafengehen nichts mehr essen.

Die Regeneration des Organismus fördern

Weitere Möglichkeiten, wie Sie die Regeneration des Organismus und der Muskulatur nach intensiver körperlicher Belastung aktiv fördern können, sind leichte Massagen, das Lösen des Bindegewebes mit einer Faszienrolle, Bäder mit Zusätzen wie Brom, Kampfer oder Baldrian, Wasseranwendungen mit beispielsweise Reizgüssen oder milde Saunagänge. Und ein besonders effektiver Tipp: Vermeiden Sie Stress!

Negativ auf die Schlafqualität wirkt sich übrigens auch zu später Sport aus. Intensive Belastungen sollte man nach 20 Uhr tunlichst meiden. Viele Menschen gehen abends ins Fitnessstudio, um ihren Arbeits- und Alltagsstress abzubauen. Bei ihnen dauert die Regeneration des Organismus deutlich länger.

Warum abnehmen?

Abnehmen fördert die Leistungsfähigkeit, die Gesundheit und das Wohlbefinden

Übergewicht hat viele Facetten. Eine davon ist, dass Dicksein unglücklich macht. Denn bringen wir zu viel Gewicht auf die Waage, kann unsere Hormonlage leicht aus der Balance geraten (mehr dazu ab Seite 81). Insbesondere Bauchfett hemmt die Produktion des Wohlfühlbotenstoffs Serotonin. Dieses Hormon macht uns gelassen, ausgeglichen, zufrieden und gibt uns das Gefühl innerer Ruhe. Außerdem ist es beteiligt an unserem Appetit und Essverhalten, am Sättigungsgefühl und an unserem Gefühl der Angst. Ein ausreichend hoher Serotoninspiegel dämpft Gefühlszustände wie Aggressivität, Hunger, Kummer und Sorgen, Niedergeschlagenheit und Depression. Schon deshalb lohnt es sich, seine Fettpolster anzugehen.

Doch im Zusammenhang mit der Kraftstoff-Diät zählt vor allem ein Argument: Bei weniger Gewicht steigt die Leistungsfähigkeit. Spitzenergebnisse in Ausdauer- wie auch in Kraftsportarten sind nämlich nur möglich, wenn unter anderem das Körpergewicht stimmt. Mit Übergewicht und Fettpolstern lässt sich kein Blumentopf gewinnen.

Allerdings ist ein niedriges Gewicht kein Garant für bessere Leistungen. Wichtig ist das optimale Verhältnis von Körpergewicht und Leistungsfähigkeit. Ein Indikator ist der Body Mass Index (BMI). Bei erfolgreichen Sportlern liegt der BMI meist zwischen 19 und 25. Leichtes Übergewicht besteht bei einem BMI von 25 bis 30. Alles darüber gilt als Fettsucht oder Adipositas. Liegt der BMI unter 18, sprechen Experten von Untergewicht.

Den BMI berechnen

Die Formel für den BMI lautet:
Körpergewicht in kg : (Körpergröße in m)^2
Beispiel:
80 kg : (1,73 m x 1,73 m) = 80 : 2,9929 = BMI 26,7
Wer bei einer Größe von 1,73 Metern 80 Kilogramm wiegt, hat einen BMI von 26,7 und damit leichtes Übergewicht.

Vor allem im Laufsport wirkt sich eine Gewichtsreduktion bis zu einem BMI von unter 25 positiv auf die Leistungsfähigkeit aus. Denn mit weniger Gewicht verbessert sich das Verhältnis von Last und Kraft. Sportler, die das Ziel haben, eine bestimmte Strecke in einer bestimmten Zeit zu laufen, können zum Beispiel errechnen, welchen prozentualen Leistungszuwachs sie durch welche Gewichtsreduktion erreichen – immer bezogen auf den rein physikalischen Effekt, dass man beim Laufen bei jedem Schritt sein gesamtes Gewicht rund 20 Zentimeter in die Luft hieven muss. Und damit wird klar: je weniger Kilogramm, desto geringer der Energieaufwand. Abgesehen davon spielt die Psyche hier ebenfalls eine Rolle: Jedes Kilogramm weniger auf der Waage motiviert und hebt den Sportsgeist – und damit steigt die Leistungsfähigkeit ganz von selbst.

Aber es gibt noch einen weiteren triftigen Grund, sich von seinen überflüssigen Pfunden zu trennen: Sie bedeuten ein durchaus erhebliches Gesundheitsrisiko. Denn das oben erwähnte Bauchfett kann auch für die Entstehung von Herz-Kreislauf-Erkrankungen als auch Typ-2-Diabetes verantwortlich sein. Es spielt nämlich eine wichtige Rolle, wie das Fett sich im Körper verteilt. An Beinen und Po beispielsweise sieht es zwar wenig vorteilhaft aus, hat aber keinen negativen Einfluss auf die Gesundheit. Sitzt es aber vor allem am und im Bauch und lagert sich dort um die Organe ab, ist das Risiko besonders hoch, dass über lange Zeit unbemerkte und deshalb unerkannte Entzündungen entstehen, die nicht nur Gefäßschäden begünstigen, sondern auch den Stoffwechsel beeinträchtigen.

Daraus ergibt sich automatisch auch eine Einschränkung der Lebensqualität im Alter. Untersuchungen haben ergeben, dass es in Deutschland um die Fitness und Leistungsfähigkeit der Bevölkerung über 55 nicht gut aussieht. Die Fragestellung lautete, wie viele gesunde Jahre die Menschen in Europa noch zu erwarten haben, wenn sie Mitte 50 sind. Das Ergebnis ist ernüchternd: In Griechenland sind es durchschnittlich noch 15 »gute« Jahre, in Skandinavien noch 12,8 Jahre – doch hierzulande haben wir im Durchschnitt nur noch sieben gesunde Jahre ohne größere Erkrankung vor uns, wenn wir erst mal Mitte 50 sind.

Hier gibt es nur einen Ausweg: Frühzeitig gegensteuern und Übergewicht erst gar nicht entstehen zu lassen beziehungsweise sich von bereits vorhandenem möglichst schnell und dauerhaft wieder zu verabschieden. Dies gelingt mit der Kraftstoff-Diät. Vorher erklären wir aber, was bei Übergewicht im menschlichen Körper passiert und warum vor allem das Bauchfett unsere Gesundheit so massiv beeinträchtigen kann.

Körper-Bewusstsein

Machen Sie sich bewusst, dass Schlanksein gesünder ist als Übergewicht. Schon eine Gewichtsreduktion von fünf bis zehn Prozent senkt schlechtes Cholesterin und Blutdruck – und damit das Risiko für Diabetes und Herzinfarkt.

Warum das Bauchfett so gefährlich ist

Beim Bauchfett wird zwischen zwei Arten unterschieden: Es gibt das »äußere« und das »innere« Bauchfett. Das äußere Bauchfett lagert sich im Ober- und Unterbauch direkt unter der Haut an, daher sprechen wir auch vom »subkutanen« Bauchfett, das bedeutet »unter der Haut«. Es ist nicht gesundheitsschädlich und allenfalls aus optischen Gründen unerwünscht. Dieses Unterhautbauchfett können Sie bei eingezogenem Bauch von außen mit den Fingern greifen. Zur Bestimmung können Sie aber auch den Triglyceridwert im Blut messen lassen: Niedrige Triglyceridwerte zeigen an, dass das meiste Fett am Bauch subkutan liegt.

Ganz anders verhält es sich mit dem inneren Bauchfett, das unter den Bauchmuskeln auf den Darmschlingen liegt und dort jene Organe umschließt, die einen Großteil der gesamten Stoffwechselarbeit leisten. Es wird als »viszerales« Bauchfett bezeichnet, das bedeutet »die Eingeweide betreffend«. Dieses ist durchaus nicht überflüssig, denn es dient als Energiespeicher. Allerdings hat es ein schier unbegrenztes Fassungsvermögen. So kann das viszerale Fettgewebe jede Menge überschüssiger Kalorien aufnehmen und es in große Fettzellen (Adipozyten) umbauen. Und diese sind im Gegensatz zu den subkutanen Fettzellen im Unterhautfett metabolisch aktiv. Das heißt, sie beeinflussen wesentlich den Stoffwechsel.

Birne oder Apfel?

An welchen Stellen am Körper der Mensch zulegt und Fett speichert, ist individuell verschieden und hängt mit der Veranlagung zusammen. Grundsätzlich unterscheidet man zwischen dem Birnen- und dem Apfeltyp bzw. dem gynoiden oder dem androiden Typ.

Zum Birnentyp gehören die meisten Frauen. Sie ärgern sich über kräftige Oberschenkel und einen dickeren Po, haben aber eine schmale Taille. Diese Typen dürfen sich über die gute Nachricht freuen, dass selbst bei stärkeren Fettansammlungen an Beinen und Po Gefäßerkrankungen oder Stoffwechselstörungen nicht häufiger auftreten als bei Normalgewicht.

Der Apfeltyp hingegen kann durchaus schlanke Beine und einen schmalen Po haben, dafür ragt der Bauch über den Gürtel. Von dieser Fettverteilung sind häufig Männer betroffen, doch auch Frauen können bei einer entsprechenden Veranlagung und einem ungünstigen Lebensstil zur Apfelform neigen. Sie ist gesundheitlich deutlich riskanter, weil sich bei ihr das Fett vor allem an der Bauchhaut und an den inneren Organen sammelt. Und das kann den Hormonhaushalt und damit den Stoffwechsel empfindlich stören.

Mit Stoffwechsel (Metabolismus) werden ganz allgemein die Aufnahme, der Transport und die chemische Umwandlung von Stoffen wie Atemluft, Wasser oder Nahrung im Körper bezeichnet. All diese Vorgänge dienen im besten Fall und solange der Stoffwechsel gut funktioniert dem Aufbau und der Erhaltung des Körpers, der Energiegewinnung und somit der Aufrechterhaltung aller Körperfunktionen. Die meisten Stoffwechselvorgänge finden in unserem Bauch statt.

Das Fettgewebe im Bauch hat verschiedene Aufgaben: Es steuert die Homöostase (die Aufrechterhaltung eines ausgeglichenen Innenmilieus des Körpers), koordiniert den Fett- und Zuckerstoffwechsel sowie die Reaktionen des Immunsystems. Das innere Bauchfett ist somit das größte endokrine Organ im Körper.

Das endokrine System umfasst die Gesamtheit aller hormonbildenden Drüsen und Organe. Damit die Botenstoffe ihre Wirkung positiv entfalten können, muss immer eine genau angepasste Menge davon im Blut vorhanden sein. Die erforderlichen Konzentrationen sind meist sehr gering, und schon minimale Abweichungen können auf lange Sicht weitreichende Folgen auf Gesundheit und Wohlbefinden haben.

Zu den endokrinen Drüsen gehören Schild- und Nebenschilddrüse sowie Hoden und Eierstöcke. Sie geben ihre Hormone direkt in den Blutkreislauf ab (endokrin). Das Fettgewebe im Bauch gehört mit anderen Zellen im Magen-Darm-Trakt zum gastro-entero-pankreatischen endokrinen System (GEP). Hier wirkt die Mehrzahl der hormonproduzierenden Zellverbände direkt auf die Nachbarzellen, das bezeichnet man als parakrin.

Bauchfett stört den Hormonstoffwechsel

Wer zu viel Bauchfett mit sich herumträgt, muss früher oder später damit rechnen, dass der Hormonstoffwechsel in seinem Bauch durcheinandergerät.

Der Insulinstoffwechsel gerät aus dem Lot

Ein Wohlstandsbauch lässt beispielsweise den Insulinstoffwechsel aus dem Lot geraten. Denn das Bauchfett gibt unter anderem große Mengen an schädlichen Fettsäuren (Triglyceride) ins Blut ab. Diese gelangen sowohl in die Muskeln als auch in die Leber und werden dort gespeichert. Sie hemmen die Insulinrezeptoren und damit die Fähigkeit von Muskulatur und Leber Blutzucker aufzunehmen, der bleibt stattdessen in der Blutbahn, was der Körper als Insulinmangel versteht. Die Bauchspeicheldrüse schüttet daraufhin vermehrt Insulin aus, um den Blutzuckerspiegel zu senken, es kommt zur Hyperinsulinämie, einer ständig erhöhten Insulinkonzentration im Blut. Das Überangebot lässt die Insulinrezeptoren noch mehr abstumpfen, der Zucker gelangt nicht mehr in die Zellen. Mit der Zeit erschöpft die Bauchspeicheldrüse und ist irgendwann nicht mehr in der Lage, Insulin zu produzieren. Die Folge: Eine Diabetes-Erkrankung manifestiert sich.

Entzündungsfördernde Hormone

Darüber hinaus stellt das Fettgewebe im Bauch eine Vielzahl an Hormonen her, die den Stoffwechsel, die Gefäße und das Immunsystem des Körpers empfindlich stören können. Dazu gehört eine ganze Reihe von pro-inflammatorischen Hormonen, die Entzündungen fördern. Zudem geben die Fettzellen im Bauch vermehrt Fettsäuren ins Blut ab und erhöhen damit die Konzentration gefäßschädigender kleiner, dichter LDL-Partikel. Die Low-Density-Lipoproteine (LDL) transportieren rund 70 Prozent des Gesamtcholesterins im Blut und fördern die Entstehung von Arteriosklerose. Umgangssprachlich wird es daher auch als »schlechtes Cholesterin« bezeichnet. LDL stellt einen wichtigen – wenn nicht den wichtigsten – Wert zur Erkennung eines erhöhten Risikos für eine Erkrankung der Herzkranzgefäße dar.

Auch der HbA1c-Wert steigt mit der Bauchfettmenge. An diesem Wert kann der Arzt ablesen, wie hoch der Blutzuckerspiegel in den letzten drei Monaten war. Er ist also ein wichtiger Indikator für das metabolische Syndrom bzw. eine Diabetes-Erkrankung. Außerdem sind Entzündungsmediatoren aus dem Fettgewebe Mitursache für eine herabgesetzte Empfindlichkeit der Insulinrezeptoren in den Muskel- und Leberzellen. Auf Dauer stumpfen diese ab, womit ein Grundstein für die Insulinresistenz gelegt wird.

Die Produktion von Adiponectin wird reduziert

Im Bauchfett wird auch Adiponectin hergestellt. Das ist im Normalfall zwar ein ausgezeichneter Stoffwechselhelfer, weil es unseren Blutzucker- und Fettstoffwechsel unter Kontrolle hält, den Appetit und das Sättigungsgefühl steuert und so Heißhungerattacken in Schach hält. Nicht zuletzt bremst es

---

Wann Sie Ihren Adiponectinspiegel kontrollieren lassen sollten

Bei übermäßigem Bauchfett und ständigem Heißhunger lohnt es sich, den Adiponectinspiegel im Blut überprüfen zu lassen. Er sollte möglichst über zwölf Mikrogramm/Milliliter (µg/ml) liegen, um das Risiko für entzündlichen Gefäßverschleiß, Herzinfarkt, Schlaganfall und Diabetes mellitus klein zu halten. Niedrige Adiponectinspiegel signalisieren auch bei Kindern und Jugendlichen, dass der Stoffwechsel gestört ist.

Die Messung von Adiponectin ist allerdings keine Kassenleistung. Erkundigen Sie sich bei einem Facharzt (Endokrinologe) danach. Die einzige Maßnahme, mit der sich der Adiponectinspiegel normalisieren lässt, ist eine umgehende Gewichtsabnahme.

auch Entzündungsherde in unseren Blutgefäßen aus. Je mehr Fett sich allerdings in der Leber und in der Muskulatur anlagert, desto stärker bildet sich die Insulinresistenz aus, und desto weniger Adiponectin stellen die Bauchfettzellen her. Sinken die Adiponectin-Reserven, verflüchtigt sich die Schutzwirkung des Hormons ganz, und Zucker- sowie Fettstoffwechsel laufen aus dem Ruder, Entzündungsherde machen sich breit. Der Appetit gerät außer Kontrolle.

Es gibt Probleme mit der Blutgerinnung

Bauchfett ist außerdem eine Hauptquelle für den Botenstoff Angiotensinogen. Zu viel davon lässt den Blutdruck nach oben schnellen. Andere im Bauchfett und in der Leber hergestellte Signalstoffe wie Fibrinogen stören darüber hinaus die Blutgerinnung, führen zu Bluteindickung und vermehrter Klebrigkeit von Blutzellen. Die Fähigkeit des Körpers, Blutgerinnsel aufzulösen, sinkt. Dieser Prozess wird durch die Überproduktion des sogenannten Plasminogen-Aktivator-Inhibitor-1 (PAI-1) befördert. Menschen mit zu viel Bauchfett leiden daher wesentlich häufiger an gefährlichen Verstopfungen der Blutgefäße, die sich auch noch schlechter auflösen. Damit steigt das Risiko für Herzinfarkt oder Schlaganfall.

Das Hungergefühl wird gestört

In den Fettzellen wird außerdem das Hormon Leptin gebildet. Seine Aufgabe besteht darin, das Zentralnervensystem darüber zu informieren, ob wir Hunger haben. In der richtigen Konzentration dämpft es, in zu hoher Konzentration fördert es das Hungergefühl. Eine zu große Anzahl an Bauchfettzellen steigert also die Leptinwerte und damit das Hungergefühl.

Das Leptin gelangt über das Blut ins Gehirn, stört im Zwischenhirn die Hormonregulation und sorgt für Funktionsstörungen in zahlreichen Hormondrüsen. Zum Beispiel hemmt es die Testosteronausschüttung, wodurch es zu einem Mangel an Testosteron kommen kann, was wiederum die Ansammlung von Bauchfett weiter begünstigt.

Wichtige Stoffwechselhelfer werden ausgebremst

Ein Zuviel an Bauchfettgewebe sorgt aber nicht nur für eine teilweise überschießende Hormonproduktion, sondern bremst an anderer Stelle wertvolle Stoffwechselhelfer aus. Massiv beeinträchtigt wird dabei wie erwähnt die Aktivierung des »Gute Laune-Hormons« Serotonin im Gehirn. Dies macht sich in Stimmungsschwankungen, Depressionen, Erschöpfung, Müdigkeit und Schlafstörungen bemerkbar. Stresshormone werden nicht mehr abgebaut und bilden zellschädigende Freie Radikale, die das Immunsystem schädigen. Außerdem steigert der Serotoninmangel ebenfalls den Appetit und provoziert Heißhungerattacken. Bei vielen Menschen hilft be-

reits ein moderates Ausdauertraining in Form von regelmäßigen Spaziergängen im Freien, den Serotoninspiegel anzuheben, denn es wird unter Lichteinfluss gebildet.

Und als wäre das alles noch nicht genug, sorgt vermehrtes
Bauchfett auch noch für einen Mangel an Sexual- und Wachstumshormonen. So senkt es etwa den Testosteronspiegel, wie
oben erwähnt. Dies wiederum begünstigt einen Insulinüber-
schuss, die Kalorien werden langsamer verbrannt, es wird
mehr Bauchfett gespeichert. Gleichzeitig werden weniger
Wachstumshormone sowie IGF-1, ein insulinähnlicher Wachs-
tumsfaktor, gebildet.

Diese und andere Hormonveränderungen wie beispielsweise ein Mangel an weiblichen Geschlechtshormonen (Östra-
diol, Progesteron) verstärken alle die Fettansammlung in der
Bauchregion. Ein ausgeprägter Hormonmangel oder ein ge-
störtes Hormongleichgewicht stellen im Körper also die Stell-
schrauben eindeutig auf Speicherung von Bauchfett.

Ein dicker Bauch macht dick

So viel zum unsichtbaren, aber gefährlichen Innenleben des
Bauchfetts. Das äußerlich sichtbare Hauptproblem jedoch ist,
dass zu viel Bauchfett aufgrund des gestörten Hormongleich-
gewichts wieder ein Mehr an Bauchfett produziert. Das heißt:
Ist ein Bauch erst einmal vorhanden, wird er dicker und dicker. Gegensteuern lässt sich diesem Teufelskreis nur mit einer Maßnahme: abnehmen. Ist der Bauch auf ein gesundes
Maß geschrumpft, können sich die hormonellen und entzün-
dungsspezifischen Blutwerte wieder normalisieren.

Selbstbewusstsein oder Ignoranz?

Gehören Sie auch zu denen, die denken, so schlimm kann es doch gar nicht sein, ein paar Kilos zu viel auf die Waage zu bringen? Es sind besonders Männer, die das gerne glauben. Sie reden sich ihren Bauch schön, sind stolz auf ihre Körperfülle und zitieren Studien, in denen Dicke hinsichtlich der Sterblichkeitsrate besser davonkommen als die Dünnen. Allerdings sprechen die Fakten eine ganz andere Sprache. So belegen zig Studien in den vergangenen Jahrzehnten einen klaren Zusammenhang zwischen Übergewicht und einer erhöhten Sterberate.

So belegen zig wissenschaftliche Studien in den vergangenen Jahrzehnten einen klaren Zusammenhang zwischen Übergewicht, zahlreichen Krankheiten und damit folgerichtig einer erhöhten Sterberate. Vor allem, wenn Übergewicht und hier das gefährliche Bauchfett über einen längeren Zeitraum besteht, wächst das Risiko beispielsweise für chronische Erkrankungen wie Diabetes, Bluthochdruck oder Herz-Kreislauf-Probleme. Es gäbe also genügend Gründe für »starke« Männer, ihr Normalgewicht anzustreben.

Frauen sind da kritischer mit sich selbst. Denn sie leiden meist unter ihrem Übergewicht. Vermindertes Selbstwertgefühl, Depressionen und geringe soziale Anerkennung sind die Ursachen. Wer in den Körpermaßen außerhalb der Norm liegt, tut sich schwer beim Kauf modischer Kleider, findet im Vergleich zu Normalgewichtigen weniger leicht einen Partner oder eine Arbeitsstelle. Hinzu kommt, dass Dicke statistisch gesehen niedrigere Einkommen haben und weniger respektiert werden. Außerdem sind sie häufig Zielscheibe dummer Witze.

Die einzige Maßnahme, die wirklich greift, um mehr Lebensqualität zu erlangen, ist deshalb eine nachhaltige Reduktion des Gewichts, idealerweise kombiniert mit der Erhöhung der körperlichen Fitness.

Wer seine Fettpolster am Bauch reduziert und gleichzeitig seine Muskeln durch Training aufbaut, wird (wieder) selbstsicherer und fühlt sich besser.

Dass sich eine Gewichtsabnahme positiv auf Leistungsfähigkeit und Lebensqualität auswirkt, ist nicht nur mit dem gesunden Menschenverstand nachvollziehbar, sondern wurde längst mehrfach wissenschaftlich nachgewiesen.

Sind Sie ein Risikokandidat? – Der Bauchfett-Check

Möchten Sie genau über Ihren Bauch- und Stoffwechselzustand Bescheid wissen, können Sie von Ihrem Arzt eine Bauchfettmessung durchführen lassen. Anhand weniger klinischer und laborchemischer Untersuchungen wird rasch klar, ob Sie Gefahr laufen, ernsthaft zu erkranken, und wo es in Ihrem Stoffwechsel genau hapert. Zunächst aber gibt es die Möglichkeit, sich selbst und sofort ein Bild über Ihr Gesundheitsrisiko zu machen: Nehmen Sie ein Maßband zur Hand und messen Sie Ihren Bauchumfang. Er sagt Ihnen sehr deutlich, wie es um Ihr inneres Bauchfett steht. Bei Männern liegt die Sicherheitsgrenze – unabhängig von der Körpergröße – bei 92 Zentimetern und bei Frauen bei 80 Zentimetern. Und so geht's.

- Messen Sie Ihren Bauchumfang im Stehen und mit freiem Oberkörper.
- Legen Sie das Maßband in der Mitte zwischen dem unteren Rippenbogen und dem Beckenkamm an der dicksten Stelle des Bauchs an und führen es um Ihren Leib herum. Orientieren Sie sich nicht am Bauchnabel, dieser liegt bei manchen Menschen mit einer kurzen Taille etwas weiter unten.
- Atmen Sie leicht aus und lesen Sie den Bauchumfang auf dem Maßband ab.

Bauchumfang und Gesundheitsrisiko

Männer	Frauen	Gesundheitsrisiko
> 94 cm	> 80 cm	gegeben
> 102 cm	> 88 cm	erhöht
> 112 cm	> 94 cm	hoch

Als Faustregel gilt: Je mehr Zentimeter um die Taille, desto höher das Risiko für ungünstige Stoffwechselveränderungen des Organismus. Und jeder Zentimeter mehr wiegt doppelt schwer!

Symptome rechtzeitig erkennen

Bedenken Sie: Je länger Sie eine mehr oder weniger kleine Fettwampe vor sich her tragen, desto mehr leidet Ihre Gesundheit. Das Problem: Wenn sich körperliche Symptome zeigen, ist es im schlimmsten Fall schon zu spät oder aber sehr schwer, diese wieder in den Griff zu bekommen. Zudem ordnen viele die ersten Krankheitszeichen falsch ein und bringen sie nicht mit ihrem Bauchfett in Verbindung. Denn diese Symptome sind meist unspezifisch und eher seelischer Natur. Man fühlt sich träge, wird rasch müde und merkt, dass die Stimmung immer wieder »in den Keller geht«. Häufig sind Menschen dann niedergeschlagen, ausgebrannt und antriebslos. Es fällt ihnen schwer, sich aufzuraffen und zu motivieren. Die meisten führen ihre seelischen »Gleichgewichtsstörungen« auf ihren stressigen Alltag oder unbefriedigende Lebensumstände zurück, dabei spielt unter der Oberfläche meist schon der Körper verrückt. Dass Stimmungsschwankungen, Energiemangel und allgemeine Mattigkeit mit ihrem Bauchumfang zusammenhängen, ahnen die wenigsten.

Nehmen Sie also solche Signale, sofern Sie Ihnen zu schaffen machen, wirklich ernst. Vor allem, wenn Ihr Bauchumfang im roten Bereich liegt. Folgende chronisch verlaufende Störungen im Körper lassen sich nur schwer behandeln, ohne deutlich Bauchfett abzubauen:

- Bluthochdruck
- Diabetes mellitus
- Arteriosklerose (entzündlicher Gefäßverschleiß)
- Herzinfarkt
- Schlaganfall (Gehirninfarkt)
- Thrombose und Lungenembolie
- Gallensteine
- vorzeitiger Gelenkverschleiß (Hüften, Knie)
- Gicht
- Fettstoffwechselstörungen
- Fettleber bis zur fettbedingten Leberentzündung
- Depressionen
- erhöhtes Tumorrisiko (vor allem an Dickdarm, Brust, Gebärmutter und Prostata)
- nächtliche Atemstörungen, erkennbar an starkem Schnarchen und Atempausen (Schlafapnoe-Syndrom)

Das Erkrankungsrisiko minimieren

Diabetes ist zur echten Volkskrankheit geworden: Heute leiden in Deutschland bereits sieben Millionen Menschen darunter. Und weitere sieben bis acht Millionen sind ebenfalls

Gute Gründe fürs Schlanksein

- Sie altern langsamer.
- Sie können mit ziemlicher Sicherheit ein längeres (und gesünderes) Leben genießen.
- Sie sind leistungsfähiger.
- Sie haben bessere Karrierechancen.
- Sie sind attraktiver.
- Sie haben mehr Spaß am Sex.
- Sie haben mehr Ausdauer.
- Sie fühlen sich stärker, selbstsicherer, belastbarer.
- Sie haben weniger Selbstzweifel.

Und wer fit ist, bei dem läuft es auch im Job besser.

- Sie haben mehr Energie.
- Sie fühlen sich ausgeruhter, die Arbeit macht mehr Spaß.
- Sie können besser mit Stress umgehen.
- Sie sind dynamischer und kreativer.
- Sie sehen besser aus, wirken jünger (besseres Image).
- Sie gewinnen Selbstvertrauen und werden kontaktfreudiger.
- Sie trauen sich mehr zu und übernehmen gerne Verantwortung.
- Sie treffen leichter Entscheidungen.
- Sie werden als Kollege mehr geschätzt, weil sich mit Ihrem Wohlbefinden auch Ihre Laune bessert.
- Sie sind ausgeglichener und gelassener.
- Sie sind seltener krank.
- Sie sind weniger anfällig für typische Büroleiden (z. B. Rücken- oder Kopfschmerzen).

betroffen, wissen aber noch nichts davon. Wissenschaftler gehen davon aus, dass sogar bis zu 20 Millionen Menschen hierzulande an einem Vorstadium der Zuckerkrankheit leiden. Das Risiko ist nicht zu unterschätzen, denn ohne Gegenmaßnahmen drohen längerfristig Herzinfarkt oder Schlaganfall. Deshalb stehen der Bauch und sein in der Tiefe verstecktes Fett inzwischen aus gutem Grund im Mittelpunkt der Präventivmedizin. Ziel ist es, die Risikofaktoren zu minimieren.

Die gute Nachricht: Schon fünf bis zehn Prozent weniger Gewicht verringern den Bauchumfang und entschärfen somit die Gefahr des Bauchfetts entscheidend. Die Risikofaktoren, die Herz, Gefäße und Stoffwechsel schädigen, verlieren an zerstörerischer Kraft. Ihre Leistungsfähigkeit und gute Laune kehren zurück. Und ganz nebenbei sind Sie schlanker, fitter und können Ihr gesteigertes Wohlbefinden und eine positivere Lebenseinstellung genießen.

Wie viele Kalorien verbrauchen Sie pro Tag?

Wie viele Kalorien können Sie täglich aufnehmen, ohne an Gewicht zuzulegen? Antwort darauf gibt Ihnen die Berechnung Ihres durchschnittlichen Grundumsatzes und Ihres Leistungsumsatzes.

Grundumsatz und Leistungsumsatz

Beim Grundumsatz handelt es sich um die Energiemenge (Kalorien), die Ihr Körper braucht, um sämtliche Stoffwechselfunktionen und damit die Arbeit sämtlicher Organe aufrechtzuhalten. Darin sind körperliche Aktivitäten wie Muskelarbeit nicht eingeschlossen, diese zählen zum Leistungsumsatz.

Jeder Mensch hat einen individuellen Grundumsatz, er ist abhängig von Geschlecht, Körpergröße, Alter und Körperoberfläche. Auch die Lebenssituation spielt eine Rolle: So braucht der Organismus im Schlaf bis zu zehn Prozent weniger Kilokalorien als sonst, und bei sehr niedrigen Außentemperaturen ist der Kalorienbedarf des Körpers um etwa fünf Prozent erhöht. Ab der Geburt bis zum 5. Lebensjahr steigt der Grundumsatz rasant an, um dann bis zum 25. Lebensjahr wieder langsam zu sinken. Nach einer relativ stabilen Phase, etwa bis 40, nimmt der Grundumsatz noch einmal weiter ab. Ab dem 60. Lebensjahr nimmt man deshalb schneller zu und wird dieses Gewicht nur sehr schwer wieder los.

Spitzenreiter beim Energieverbrauch ist der Magen-Darm-Bereich mit 22 Prozent, unser Gehirn schlägt immerhin mit 20 Prozent zu Buche, die Muskeln – ohne Berücksichtigung des Leistungsumsatzes – verbrauchen 18 Prozent und unser Herz 14 Prozent dieser Energie.

Der Leistungsumsatz berücksichtigt zunächst nur die Muskelarbeit, die der Körper bei normaler Belastung leistet, also bereits das Drehen des Kopfes, aber keine sportlichen Aktivitäten. Der Verbrauch dafür liegt bei nur etwa 15 bis 30 Prozent des gesamten Energieumsatzes. Damit wird klar, warum Abnehmen so schwerfällt. Trotzdem beeinflusst jede Form von Sport und körperlicher Betätigung den Leistungsumsatz. Mit anderen Worten: Durch Sport kann man ihn deutlich erhöhen – und das hilft beim Abnehmen. Insbesondere wenn das Programm so ausgefeilt und intensiv ist wie unser HII-Training und unser Krafttraining.

Berechnen Sie Ihren Energieverbrauch

Wie steht es nun mit Ihrem individuellen Energie- bzw. Kalorienverbrauch? Dafür berechnen Sie Ihren Grundumsatz, und auf dieser Basis können Sie Ihren Gesamtenergiebedarf ermitteln.

Den Grundumsatz berechnen

Für den Grundumsatz nehmen Sie Ihr Gewicht in Kilogramm, Ihre Größe in Zentimetern und Ihr Alter in Jahren und rechnen wie folgt:

Männer: GU = 66 + (13,7 x Gewicht in kg) + (5 x Größe in cm) – (6,8 x Alter in Jahren)

Frauen: GU = 655 + (9,6 x Gewicht in kg) + (1,8 x Größe in cm) – (4,7 x Alter in Jahren)

Den Leistungsumsatz ermitteln

Für den Leistungsumsatz wird Ihr Aktivitätsfaktor zugrunde gelegt. Dieser definiert sich folgendermaßen:

Faktor		Tätigkeit
1,2	sehr leicht	sitzende Tätigkeit, kaum Sport
1,3	normal	sitzende Tätigkeit, aktiv im Alltag
1,4	mäßig	sitzende Tätigkeit, Sport/Bewegung 3 bis 4 Stunden pro Woche
1,5	aktiv	sitzende Tätigkeit, umfangreich Sport/ Bewegung 4 bis 5 Stunden pro Woche
1,6	stark aktiv	körperliche Arbeit und hartes Training

Den Gesamtenergiebedarf ermitteln

Der Gesamtenergiebedarf setzt sich aus Grundumsatz und Leistungsumsatz zusammen. Dafür wird der Grundumsatz (GU) mit dem ermittelten Aktivitätsfaktor multipliziert. Das Ergebnis ist Ihr Gesamtumsatz, also Ihr Tagesbedarf an Kalorien.

sehr leicht aktiv: GU x 1,2
normal aktiv: GU x 1,3
mäßig aktiv: GU x 1,4
aktiv: GU x 1,6
stark aktiv: GU x 1,9

Zwei Beispielrechnungen:
Frau, 32 Jahre alt, 173 Zentimeter groß, 80 Kilo schwer, Bürotätigkeit, kaum Sport:
1584 (GU) x 1,2 = 1900 Kalorien Gesamtumsatz

Mann, 40 Jahre alt, 185 Zentimeter groß, 90 Kilo schwer, Bürotätigkeit, 4–5 Stunden Sport pro Woche:
1952 (GU) x 1,6 = 3123 Kalorien Gesamtumsatz

Erhöhen Sie Ihren Gesamtenergieumsatz

Das intensive Intervall- und Krafttraining erhöht den Leistungsumsatz, doch Sie können auch im Alltag einiges dafür tun. Mehr Bewegung im Alltag ist der Schlüssel. Verändern Sie die täglichen »Nachlässigkeiten« der Bequemlichkeit hin zu mehr Aktivität. Das ist ganz einfach. Gehen Sie zum Beispiel öfter zu Fuß oder fahren Sie mit dem Fahrrad, statt sich ins Auto zu setzen. Ob zum Wochenmarkt, zum Supermarkt oder zum Bäcker ein paar Straßen weiter.

Und wie steht es mit dem Weg zur Arbeit? Fahren Sie mit dem Bus oder der Straßenbahn? Dann steigen Sie doch einfach ein oder zwei Stationen früher aus und gehen den restlichen Weg zu Fuß. Nicht nur, dass Sie ein wenig frische Luft

Muskeln erhöhen den Grundumsatz

Trainierte Muskeln erhöhen unseren Grundumsatz, der Körper verbrennt dann automatisch mehr Kalorien. Das heißt, mit einer gut entwickelten Muskulatur verbrauchen Sie Energie auch dann, wenn Sie nicht auf Hochtouren laufen.

Bei untrainierter Muskulatur allerdings sinkt der Grundumsatz. Dann werden weniger Kalorien verbrannt, und der Überschuss verwandelt sich vor allem in Fett, das bevorzugt in Leber (Fettleber) und Eingeweiden (tiefes Bauchfett) landet.

Sport und Bewegung haben Einfluss auf weitere zahlreiche Prozesse im ganzen Körper. Experten sprechen von der Heilkraft der Bewegung. Die Wirkungen sind durchweg positiv. Dazu gehören außerdem:

Fettgewebe: Sowohl während der Bewegung als auch danach werden Fettdepots verstärkt abgebaut.

Gehirn: Es werden vermehrt Neuronen gebildet.

Muskeln: Traubenzucker und Fettsäuren werden besser aufgenommen. Neue Blutgefäße wachsen und die Muskelmasse wird generiert.

Leber: Der Stoffwechsel verbessert sich. Glukose wird freigesetzt.

Herz: Blutgefäße bilden sich neu. Die Wundheilung verbessert sich. Schutz vor Infarkt.

kriegen, Sie bringen damit auch Ihren Kreislauf auf Trab und beginnen deutlich beschwingter Ihren Tag. Gleiches gilt für die Mittagspause: Ein kleiner Spaziergang nimmt die Müdigkeit und versorgt Ihr Gehirn mit mehr Sauerstoff.

Wer einen Schreibtischjob hat, kennt die vielen körperlichen Beschwerden, die das stundenlange Sitzen mit sich bringt. Ein paar leichte Übungen entspannen Muskeln und Sehnen und beugen etwa Rückenschmerzen vor. Stehen Sie beispielsweise beim Telefonieren auf oder kreisen Sie im Sitzen mit den Schultern und heben die Beine an. Nehmen Sie immer die Treppe, nicht den Lift! Und besuchen Sie doch mal wieder Ihren Kollegen im anderen Stockwerk, anstatt ihm eine E-Mail zu schreiben.

Die einzelnen Aktivitäten summieren sich über den Tag zu einem merklichen Mehrverbrauch an Energie. So unterstützen Sie Ihre Fitness und Ihr Vorhaben abzunehmen. Beispielsweise verbrauchen Sie etwa beim Treppensteigen pro 15 Minuten immerhin zwischen 150 und 200 Kalorien.

Die Ernährung in der Kraftstoff-Diät

Westliche Ernährung ist kein Vorzeigemodell

»Hört endlich auf zu fressen und zu saufen wie die Vollidioten! Lasst dieses sinnlose viertelstündliche Wassertrinken sein! Und bewegt endlich euren Arsch aus dem Sofa!« So drastisch formulierte Dr. med. Thomas Schätzler, Allgemeinmediziner aus Dortmund, seine Aufforderung zu einem gesunden Lebensstil und gedeihlicher Ernährung im Internet. Um dann auf die Ernährungsgewohnheiten seiner Patienten und Zeitgenossen etwas konkreter einzugehen: »Die Familienpizza ist *keine* mediterrane Kost für eine Person. *Ein* Brötchen zum Frühstück muss reichen. Wurst ist *kein* Gemüse. Frischer Fisch stinkt nicht. Gemüse kann man im eigenen Saft und in Öl dünsten. Einen frischen mediterranen Salat muss man sich erarbeiten. Naturjoghurt mit frischen Früchten ist mediterraner und damit gesünder als ›Müllers‹ Milchreis. Gutes Oliven-, Walnuss- oder Leinsamen-Öl ist nicht teurer als Tabak. Grillen bedeutet nicht, Unmengen minderwertiges Fleisch zu verbrennen. Leitungs- und Mineralwasser sind keine isotonischen Sportgetränke. Ständiges Wassertrinken dressiert zu permanenter Nahrungsaufnahme. Essen gehört nicht in eine undefinierbare Soßenpampe. Wenn Spinat, dann frischen oder Tiefkühlware, aber *nicht* den mit dem ›Blubb‹!«

Dieser Leserkommentar zu einem Internetartikel über die positive Wirkung einer »mediterranen Ernährung« auf die Gesundheit fasst sehr eindringlich zusammen, was wir heute unter westlicher Fehlernährung kennen. Die sieht hierzulande so aus, dass jeder zweite Deutsche täglich mehrere 100 Kalorien mehr an Energie zu sich nimmt, als er verbraucht.

Die Ernährung sehr vieler Menschen besteht aus fettem Fleisch und Wurst, Fastfood, Fertiggerichten, Brot und Kuchen aus Weißmehl sowie Süßigkeiten und Softdrinks und enthält somit mehr (leere) Kalorien, als es für den Körper gut und sinnvoll ist.

Damit bleiben Gesundheit und Leistungsfähigkeit ziemlich sicher auf der Strecke – ganz zu schweigen von einem Normalgewicht. Immerhin liegen 40 bis 50 Prozent der Ursachen von Übergewicht in einer eingefahrenen und schlampigen, weil unüberlegten Ernährungsweise. Die meisten Bauchfettträger haben über Jahre zu kalorien- und kohlenhydratreiche Nahrungsmittel zu sich genommen. Hinzu kommt Bewegungsmangel, der zu gut einem Drittel für das entstandene Körper-/Bauchfett verantwortlich ist. Der Rest ist erblich bedingt.

Ein Überangebot an ungesunden Nahrungsmitteln

Die Hauptursache für die in unserer westlichen Welt um sich greifende Fehlernährung mit immer mehr Übergewichtigen liegt im »modernen« Nahrungsangebot. Es besteht vor allem aus industriell verarbeiteten Lebensmitteln mit viel Zucker, Salz und meist chemischen Zusatzstoffen, wie Konservierungsmittel und Geschmacksverstärker, die der Gesundheit wenig zuträglich sind. Dazu kommen stärkehaltige Getreideprodukte aus Weißmehl (Auszugsmehl), wie Nudeln, Gebäck, Brot. Darunter und besonders unter dem Konsum von zu viel Zucker leidet nicht nur die Figur, sondern vor allem auch unser Immunsystem und damit unsere Leistungs- und Konzentrationsfähigkeit.

Der Dortmunder Allgemeinmediziner hat auch dazu etwas zu sagen: »Der Mensch ist dafür konzipiert, über vier bis fünf Stunden durchgängig konzentriert und zielgerichtet zu arbeiten. Erst dann braucht er eine Pause mit Essen und Trinken. Und zwar keine ›Milchschnitte‹, kein ›Knoppers‹, kein ›Bounty‹ und auch kein ›Twix‹, sondern etwas Herzhaftes, Mineralstoffreiches, Gesundes und Frisches in fester oder flüssiger Form. Egal ob Müllwerker, Zahnarzt, Handwerker, Hausfrau/Hausmann, Erzieher, Techniker, Privatier, Künstler, Sozialarbeiter oder Minijobber ... Für alle gilt: Mensch denkt, arbeitet, isst, trinkt, läuft und reflektiert. Vogel fliegt. Fisch schwimmt. Tier jagt oder wird gejagt. ... So einfach ist das!« Soweit die leidenschaftliche Mahnung des Mediziners. Etwas nüchterner und weniger emotional schließen wir uns ab Seite 164 mit konkreten Ratschlägen zur Lebensmittelauswahl seinen Empfehlungen für eine frische, ausgewogene, nährstoffreiche und damit gesunde Ernährung an. Dabei bevorzugen wir die »glorreichen acht Lebensmittelgruppen«, nämlich Hülsenfrüchte, Samen, Nüsse, Gemüse, Obst, Eier, Fisch und Fleisch. Dass diese miteinander nach Herzenslust variiert werden können, dabei aber möglichst immer frisch zubereitet werden sollten, versteht sich von selbst.

Nehmen Sie sich Zeit für gutes Essen

Doch warum sollen wir stark verarbeitete Lebensmittel meiden? Diese Nahrungsmittel werden chemisch behandelt und enthalten zahlreiche Zusatzstoffe, um sie haltbar zu machen. Aus demselben Grund wird bei Getreide und weißem Reis die Schale entfernt und somit das Wertvollste des Korns. Verarbeitetes Fleisch wie Wurst und Schinken enthält ebenfalls diverse Zusatzstoffe, und es ist nur deshalb so günstig, weil die Qualität minderwertig ist. Trotzdem stehen billige Fleischprodukte bei vielen Deutschen täglich auf dem Speiseplan, ebenso wie Fertiggerichte und Fastfood.

Zu viel, zu schwer, zu süß – gefragt ist schneller und einfacher Kalorienverzehr. Doch der Schaden bleibt nicht aus, denn Spurenelemente, Mineralien, Vitamine und Ballaststoffe aus frischen Lebensmitteln, Obst und Gemüse fehlen bei einer solch kalorienreichen und einseitigen Ernährung, und der Körper leidet unter diesem gefährlichen Mangel. In der Folge ist man nicht leistungsfähig, man fühlt sich schlapp und müde, aber auch das Immunsystem kann seine Abwehrfunktion nicht optimal wahrnehmen. Hinzu kommt, dass Proteine fehlen, die wir für den Muskelaufbau und eine bessere Fitness brauchen.

Zeitnot ist das Hauptargument für Fastfood, Essen im Stehen und den regelmäßigen Besuch in Schnellrestaurants. Aber: Wer keine Zeit in ein frisch zubereitetes Essen investiert, wird schneller dick.

- Nebenbei essen macht dick, zum Beispiel vor dem Fernseher oder im Kino, beim Lesen, Frühstück im Auto auf dem Weg zur Arbeit, auf dem Parkplatz neben dem Drive-in-Schalter.
- Fastfood ist meist zu üppig portioniert, hat einen zu hohen Fett-, Salz- und Zuckergehalt und wird zu schnell verzehrt, sodass es nicht ausreichend sättigt.
- Der Geschmacksverstärker Glutamat, der sich in Fastfood und in Fertiggerichten befindet, verhindert das Sättigungsgefühl.
- Farb- und Geruchsstoffe in manchen Fertiggerichten lassen die Mahlzeit appetitlicher erscheinen und machen Appetit auf mehr.

Keine Nährstoffe, keine Kraft

Wer sich über Jahre hinweg von energiedichter, aber nährstoffarmer Kost und womöglich stark zuckerhaltigen Softdrinks ernährt, riskiert auf Dauer nicht nur seine Gesundheit. Er nimmt auch in Kauf, dass die täglichen Herausforderungen des Lebens zu Mammutaufgaben mutieren, weil Antrieb, Kraft und mentale Stärke dafür fehlen. Von der Motivation für ein gesundheitsförderndes Bewegungsprogramm, wie wir es ab Seite 185 empfehlen, aufbringen, kann dann gar keine Rede mehr sein. Fitness und Leistungsfähigkeit? Fehlanzeige.

Ausreichend Zeit für sich selbst, für ein gutes Essen oder für Sport und Entspannung gehört ebenso zu einem erfüllten Alltag wie Arbeit und Geldverdienen. Nehmen Sie sich deshalb wieder ausreichend Zeit für kulinarischen Genuss, Bewegung und Durchatmen!

Die perfekte Ernährungsökonomie mit Powerfood

Die Ernährung im Rahmen der Kraftstoff-Diät zielt nicht nur darauf ab, Gesundheit und Wohlbefinden zu fördern, sondern auch Gewicht zu reduzieren und damit gleichzeitig die allgemeine Fitness und Leistungsfähigkeit zu steigern. Dieser scheinbare Widerspruch lässt sich mit einer gezielt leistungsfördernden Kost auf höchstem Qualitäts- und Energieniveau – und natürlich intensiver Bewegung – auflösen. Die genannten Ziele ergänzen sich, denn es besteht ein direkter Zusammenhang zwischen Körpergewicht und Leistungsfähigkeit, und zwar nicht nur im Alltag, sondern vor allem auch im Sport. Wenn man leichter ist, wird Sauerstoff besser an die Muskulatur gebracht, das heißt, die Energiegewinnung im Muskel läuft dann effizienter ab. Den größten Effekt für die allgemeine Leistungsfähigkeit des Körpers bringt deshalb eine Reduktion der Fettmasse bei gleichzeitigem Erhalt der Muskelmasse. Und genau das erreichen Sie mit der perfekten Ernährungsökonomie mit Powerfood. Was ist das?

Die von uns empfohlene perfekte Kraftstoff-Ernährung besteht aus den oben genannten »glorreichen acht Lebensmittelgruppen«, die optimal kombiniert werden: 70 Prozent Fett, 25 Prozent Eiweiß und fünf Prozent Kohlenhydrate. Den Hauptteil der Energie liefern also hochwertige Fette und Öle sowie Proteine. Auf diese Weise zünden Sie den Abnehmturbo Ketose (siehe Seite 30) und nutzen ihn optimal für die Fettverbrennung aus.

Low carb – Kohlenhydrate reduzieren

Bei Low carb geht es nicht darum, alle Kohlenhydrate vom Speiseplan zu verbannen, sondern darum, die Menge deutlich zu reduzieren und die Qualität zu steigern. Das heißt, vor allem die einfachen Kohlenhydrate aus Weißmehlprodukten und Süßigkeiten werden gestrichen. Komplexe Kohlenhydrate aus Gemüse, Obst, Hülsenfrüchten und Vollkorngetreide in moderaten Mengen sind gesund, verursachen keinen Heißhunger und halten unseren Stoffwechsel auf Trab. Ohne sie werden wir unkonzentriert, misslaunig und zu schlapp für unser intensives Intervall- und Krafttraining. Man könnte sagen, unser Gehirn würde unzufrieden, denn es ist auf alle drei Nährstoffe – Kohlenhydrate, Eiweiß und Fett – programmiert.

Den individuellen Bedarf an Kohlenhydraten berechnen

Wie viele Kohlenhydrate reichen aus, um den optimalen ketogenen Effekt der Kraftstoff-Diät nicht auszubremsen? Low carb ist keine feste Größe, doch als Anhaltspunkt kann gelten, dass während der sechs Wochen mit intensivem Trainingsprogramm nicht mehr als 50 Gramm Kohlenhydrate auf dem Speiseplan stehen sollten.

Welche Menge für Sie persönlich ideal ist, können Sie selbst ganz einfach feststellen: Bestimmen Sie zunächst Ihren täglichen Kalorienbedarf, indem Sie Ihren Gesamtumsatz mit der Formel auf Seite 96 berechnen. Von diesem Wert ziehen Sie 20 Prozent ab, denn für eine Gewichtsreduktion ist es logischerweise entscheidend, weniger Kalorien zuzuführen, als Sie verbrauchen. Jetzt haben Sie den Gesamtkalorienbedarf für Ihre Kraftstoff-Diät. Davon nehmen Sie fünf Prozent: Das ist der Anteil an Kohlenhydraten für Ihre tägliche Nahrungsaufnahme. Nun müssen Sie diese Summe nur noch durch vier teilen und schon wissen Sie, wie viel Gramm Kohlenhydrate Sie täglich zu sich nehmen können. Denn ein Gramm Kohlenhydrate enthält vier Kalorien.

Den Anteil an Eiweiß und Fett an Ihrem Gesamtkalorienbedarf können Sie auf die gleiche Weise ermitteln. Für Eiweiß teilen Sie die Kalorienangaben ebenfalls durch vier und für Fett durch neun – dann kennen Sie den jeweiligen Grammwert. Das war's.

Erfolgreich auf Ketose umstellen

Die besten Erfahrungen haben Ernährungsspezialisten mit einer Kohlenhydratzufuhr von 20 bis höchstens 50 Gramm, einer Eiweißzufuhr von 1,5 Gramm pro Kilogramm Körpergewicht und 200 Gramm Fett pro Tag gemacht. Dann klappt es mit der Umstellung des Körpers auf die Ketose am schnellsten und leichtesten – und sie bleibt dauerhaft erhalten.

Der besondere Effekt dieser Ernährung mit Powerfood ist, dass Sie bei einer Kalorienzufuhr von »nur« 80 Prozent so satt sind wie mit 100 Prozent einer »gewöhnlichen« kohlenhydratlastigen Mischkost. Denn die Hauptenergieträger Eiweiß und Fett sättigen hervorragend und vor allem anhaltend. Da können die Kohlenhydrate nicht mithalten. Ein Gramm Zucker beispielsweise aus Nudeln erzeugt 4,1 Kilokalorien, während ein Gramm Fett fast das Doppelte an Energie liefert, nämlich 9,1 Kilokalorien. Und weil Letzteres auch entsprechend länger dauert und mehr Aufwand für den Körper bedeutet, sind wir länger satt und nehmen trotzdem ab. Allerdings braucht der Körper für diese Umstellung ein paar Wochen. Erst dann funktioniert das Prinzip der Ketose zur optimalen Fettverbrennung.

Den Stoffwechsel beschäftigen

Wer effektiv Gewicht verlieren und dauerhaft schlank bleiben möchte, sollte aufhören zu hungern. Denn Hungern hilft nicht – im Gegenteil! Während des Hungerns bekommt der Körper das Signal »Not im Anmarsch«. Konsequenterweise schaltet er seinen Stoffwechsel auf Sparflamme und verlangsamt die Fettverbrennung. Gleichzeitig baut er Muskelmasse ab, weil er seine lebensnotwendigen Aminosäuren nur von dort beziehen kann. Dabei sind Muskeln die einzigen Systeme im Körper, die aktiv am Fettabbau mitwirken – auch in Ruhe. Um dem Fett durch einen möglichst hochaktiven Stoffwechsel keine Chance zu geben sich anzulagern, sind eine nährstoffreiche Ernährung und intensive Bewegung notwendig.

Das Geheimnis: leistungsfördernde Lebensmittel

Jetzt kommt es noch darauf an, dass Sie die Kohlenhydrate clever auswählen. Vorbildlich sind Vollkornprodukte, viel Gemüse, Hülsenfrüchte und Obst. Eine Liste empfohlener Lebensmittel finden Sie auf Seite 161. Ein Roggenbrötchen beispielsweise enthält 40 Gramm Kohlenhydrate, damit wäre das Tagessoll schon fast gedeckt. 200 Gramm Himbeeren hingegen stellen nicht einmal zehn Gramm zur Verfügung. Für Low Carb gilt grundsätzlich: Frische Lebensmittel sind verarbeiteten Produkten vorzuziehen. Statt klassischer Beilagen wie Reis, Kartoffeln oder Nudeln wählen Sie zum Beispiel Gemüse, davon dürfen Sie so viel essen, wie Sie wollen.

Eine hervorragende Orientierung dafür, was jetzt am besten auf Ihrem Teller landen sollte, gibt die sogenannte medi-

Kraftstoff-Eliten

Für ein perfektes Kraftstoff-Gericht kombinieren Sie je drei der folgenden Zutaten. Sie liefern jede Menge gutes Eiweiß und Fett bei wenig oder null Kohlenhydraten.

- Lachs
- Quark
- Käse
- Eier
- Avocado
- Spinat
- Blumenkohl
- Mandeln
- Beeren

terrane Kost. Sie zeichnet sich vor allem durch frisch zubereitete Speisen aus und besteht typischerweise aus Salat, Gemüse, viel Fisch, wenig Fleisch, Käse, Olivenöl, Nüssen und Obst. Diese ideale Kombination aus gesunden Fetten, hochwertigen Eiweißen und komplexen Kohlenhydraten eignet sich perfekt für gesundes Abnehmen mit Powerboost. Gleichzeitig ist sie auch noch ein Garant für eine höhere Lebenserwartung und ein geringeres Risiko für Herz-Kreislauf-Erkrankungen.

Geeignete Gemüsesorten für die Kraftstoff-Diät

Hier haben wir für Sie eine Auswahl an Gemüsesorten zusammengestellt, die für die Kraftstoff-Diät am besten geeignet sind.

Gemüsesorte	Kohlenhydrate pro 100 g
Avocado	2 g
Blumenkohl, gegart	1,7 g
Bohnen, grün, gegart	4,3 g
Brokkoli	7 g
Champignons, roh	4,3 g
Feldsalat	1 g
Karotten, roh	5 g
Knoblauch (1 Zehe = 3 g)	1 g
Kürbis, gegart	9 g
Paprika, grün, roh	3 g
Romanasalat	1 g

Salatgurke	3,3 g
Schalotten, roh	13 g
Sellerie, gegart	2,6 g
Sellerie, roh	1 g
Spargel, gegart	2 g
Spinat, gegart	3,6 g
Tomate	2,7 g
Wirsing, gegart	2,8 g
Zucchini, gegart	2,4 g
Zuckererbse	9 g
Zwiebeln, weiß, roh	7 g

Wie Gemüse den Körper schützt

Einen besonders großen Anteil am positiven Effekt der mediterranen Kost auf unsere Fitness und Gesundheit hat das frische und schonend gegarte Gemüse. Warum ist das so?

Schon Hippokrates, der Begründer der wissenschaftlichen Medizin, lehrte vor rund 2 500 Jahren: »Eure Lebensmittel sollen eure Heilmittel sein und eure Heilmittel sollen eure Lebensmittel sein.« Dabei wusste er noch nichts über lösliche oder unlösliche Ballaststoffe, Energiedichte, einfach ungesättigte Fettsäuren oder Vitalstoffe. Aber eines wusste er: Menschen, die hauptsächlich pflanzliche Lebensmittel essen, sind leistungsfähiger und leben gesünder und länger.

Unschlagbar: sekundäre Pflanzenstoffe

Inzwischen haben zahlreiche Studien bewiesen, dass eine Ernährung mit viel Gemüse entscheidend zu Gesundheit und Fitness beiträgt, und die Ernährungswissenschaft weiß auch, warum das so ist: Es liegt in erster Linie an den sekundären Pflanzenstoffen und ihren Schutzfunktionen im menschlichen Körper. Sie stärken das Immunsystem, schützen vor zellschädigenden freien Radikalen und töten Krankheitserreger ab. Im Rahmen einer gesunden Kraftstoff-Ernährung, die das Gewicht reguliert und die Leistung steigert, sind sekundäre Pflanzenstoffe daher ein Muss.

Dazu kommt, dass die hohen Intensitäten unserer Bewegungsempfehlungen für HIIT und für das Krafttraining aufgrund des erhöhten Sauerstoffverbrauchs und dem daraus resultierenden oxidativen Stress (es entstehen vermehrt freie Radikale) das Immunsystem stark fordern. Auch aus diesem Grund ist für Trainierende im Rahmen der Kraftstoff-Diät die gesundheitsfördernde Wirkung der sekundären Pflanzenstoffe unverzichtbar.

So wirken die sekundären Pflanzenstoffe:

Antioxidativ: Einige sekundäre Pflanzenstoffe können freie Radikale abfangen. Lycopin beispielsweise zerstört bestimmte krebsauslösende freie Radikale.

Antikanzerogen: Manche der Pflanzenstoffe spielen eine schützende Rolle bei der Krebsentstehung. Beispielsweise zeigt Betakarotin eine direkte toxische (giftige) Reaktion auf Zellen aus bösartigen Tumoren, verringert das Wachstum von Lungenkrebs und verändert Proteine, welche die Tumoren zum Wachsen brauchen.

Antimikrobiell: Verschiedene Pflanzenstoffe vermindern sowohl die Anzahl als auch die Aktivität von Krankheitserregern, wie Bakterien, Viren und Pilzen. Besonders bekannt sind Flavonoide wie in Zwiebeln und Knoblauch oder Anthocyan in roten und blauen Gemüsen.

Was sind freie Radikale?

Freie Radikale sind hochaggressive, veränderte Sauerstoffmoleküle. Sie entstehen grundsätzlich bei allen Stoffwechselvorgängen im Körper und werden normalerweise problemlos neutralisiert von sogenannten Antioxidantien, die wir mit der Ernährung aufnehmen. Essen wir jedoch zu wenig Antioxidantien und nehmen die freien Radikale überhand, können unsere Zellen dauerhaft geschädigt und zerstört werden. Das passiert auch, wenn wir zu häufig und zu intensiv Quellen ausgesetzt sind, welche die Entstehung der freien Radikalen befördern:

- extreme sportliche Aktivitäten
- Sonnenbestrahlung (UV-Licht)
- Nikotin, Rauch
- Abgase
- Zusatzstoffe in stark verarbeiteten Lebensmitteln
- angebranntes Fleisch, z. B. Grillfleisch

Um unser Immunsystem zu stärken und damit unseren Körper in die Lage zu versetzen, sich optimal gegen diese negativen (Umwelt-)Einflüsse zu wehren, ist es deshalb wichtig, viel Gemüse mit vielen natürlichen Radikalenfängern zu verzehren.

Die wichtigsten sekundären Pflanzenstoffe

Carotinoide: Die pflanzlichen Farbstoffe kommen hauptsächlich in roten, orangen und gelben Früchten und Gemüsesorten vor. Auch einige grüne Gemüsesorten wie Brokkoli, Spinat oder Grünkohl enthalten Carotinoide. Sie wirken antioxidativ und krebsvorbeugend. Darüber hinaus wird das Immunsystem gestärkt und die Gefahr eines Herzinfarkts reduziert.

Flavonoide: Die Pflanzenfarbstoffe verleihen den Pflanzen eine rote, violette oder blaue Farbe. Ihr Wirkungsspektrum:

Sie hemmen das Wachstum von Bakterien und Viren, schützen die Zellen vor freien Radikalen, vor Krebs und Herzinfarkt, wirken entzündungshemmend und beeinflussen die Blutgerinnung positiv.

Glucosinolate: Die Geschmacksstoffe in allen Kohlsorten, Senf, Rettich und Kresse beugen Infektionen vor und hemmen die Krebsentwicklung.

Protease-Inhibitoren: Sie befinden sich in eiweißreichen Pflanzen wie Hülsenfrüchten, Kartoffeln, Getreide und hemmen die Proteinzerlegung. Protease-Hemmer schützen vor Krebs und wirken blutzuckerregulierend.

Phytinsäure: Sie ist in Getreide, Hülsenfrüchten und Leinsamen zu finden. Neuere Untersuchungen ergaben eine antioxidative Wirkung im Dickdarm.

Phytoöstrogene: Die natürlichen pflanzlichen Hormone ähneln den menschlichen Sexualhormonen. Sie kommen vor allem in Getreide, Hülsenfrüchten und Vollkornprodukten vor und schützen vor hormonabhängigen Krebsarten wie Brust-, Gebärmutter- und Prostatakrebs.

Phytosterine: Sie sind vor allem in Sonnenblumenkernen, Sesam, Nüssen und Sojabohnen enthalten. Sie schützen vor Dickdarmkrebs und senken den Cholesterinspiegel. Phytosterine sind chemisch dem Cholesterin ähnlich und konkurrieren deshalb mit dem Cholesterin um die Aufnahme in den Körper.

Saponine: Die Geschmacksstoffe in Hülsenfrüchten und Spinat stärken die Immunabwehr, senken den Cholesterinspiegel und reduzieren das Risiko, an Darmkrebs zu erkranken.

Sulfide: Die schwefelhaltigen Verbindungen in Liliengewächsen wie Zwiebeln, Lauch, Spargel und Knoblauch hemmen das Bakterienwachstum, senken den Cholesterinspiegel, schützen vor freien Radikalen und wirken krebsvorbeugend.

Terpene: Die pflanzlichen Aromastoffe, wie etwa das Menthol in Pfefferminzöl oder die ätherischen Öle in Kräutern und Gewürzen, senken das Krebsrisiko. Sie sind z. B. enthalten in Tomaten, Karotten, Zwiebeln, Knoblauch, Grünkohl und Zitronen.

Was sind gute, hochwertige Fette und was bewirken sie im Körper?

Klingt unglaublich, aber funktioniert: Wer seine Nahrungs-energie hauptsächlich aus Fetten und Ölen holt, profitiert am Ende des Tages von einer optimierten Fettverbrennung. Das zugrundeliegende Prinzip der Ketose haben wir auf Seite 30 beschrieben. Und jetzt geht es darum, welche Fette und wel-che Öle Sie zu sich nehmen sollten, um optimal versorgt zu werden. Natürlich sprechen wir von hochwertigen Fettliefe-ranten, die nicht nur die beste Energie liefern und damit die höchste körperliche Leistungsfähigkeit sicherstellen, sondern die gleichzeitig besonders gesund sind und Ihren Organismus vor Krankheiten schützen können.

Welche das konkret sind, erfahren Sie gleich. Zunächst er-klären wir, welche Aufgaben Fett beziehungsweise Fettsäuren in unserem Körper erfüllen und warum der menschliche Kör-per darauf angewiesen ist.

Fett ist ein wichtiger Baustein, der in unserer Ernährung auf keinen Fall fehlen darf. Zum einen sind Fette effiziente Energieträger mit hoher Energiedichte und liefern somit un-serem Körper lebensnotwendigen »Kraftstoff« – und zwar am konzentriertesten von allen Nährstoffen. Denn Fett hat mit neun Kilokalorien pro Gramm doppelt so viel Energie wie Ei-weiß oder Kohlenhydrate (jeweils rund vier kcal/g). Damit trägt es zu einem Großteil dazu bei, dass wir satt werden und uns gesättigt fühlen, aber vor allem, dass alle Körperprozesse optimal ablaufen.

Wir brauchen Fette auch, um die fettlöslichen Vitamine A, D, E und K aufnehmen und verarbeiten zu können. Sie sorgen außerdem dafür, dass Hormone und Enzyme ihre Arbeit verrichten. Damit unterstützen sie zahlreiche Stoffwechselvorgänge im menschlichen Organismus und tragen beispielsweise zum Muskelaufbau bei, der für die allgemeine Leistungsfähigkeit so wichtig ist. Auch unser Gehirn ist für seine Denk- und Steuerungsarbeit auf Fette angewiesen. Zudem polstert und schützt Körperfett unsere Organe, und nicht zuletzt ist Fett wichtiger Träger von Aroma- und Geschmacksstoffen.

Welche Fette sind gesund?

Natürlich sollten Sie möglichst nur »gute«, also gesunde und leistungssteigernde Fette zu sich nehmen. Was aber sind gute und was sind schlechte Fette? Grundsätzlich unterscheiden Ernährungswissenschaftler zwischen ungesättigten und gesättigten Fettsäuren. Als besondere Gesundheitsjoker gelten die einfach ungesättigten Fettsäuren wie zum Beispiel in pflanzlichen Ölen, Avocados oder Nüssen und die mehrfach ungesättigten Fettsäuren wie zum Beispiel in Lachs, Rapsöl oder Tofu. Sie bauen Cholesterin ab und senken damit den Blutfettspiegel. Gleichzeitig beugen sie der Bildung von Blutgerinnseln vor und minimieren so das Risiko für Herz-Kreislauf-Erkrankungen.

Grundsätzlich sind ungesättigte Fettsäuren für den Körper besser verwertbar. Das liegt daran, dass sie von den Verdauungsenzymen leichter aufgespalten werden können als gesättigte Fettsäuren.

Einfach und mehrfach ungesättigte Fettsäuren

Ungesättigte Fettsäuren unterteilen sich also in einfach und mehrfach ungesättigte Fettsäuren. Die wichtigsten Vertreter der mehrfach ungesättigten Fettsäuren sind die Omega-3-Fettsäuren (Alpha-Linolensäure, DHA, EPA) und die Omega-6-Fettsäuren (Linolsäure, Arachidonsäure). Sie sind essenziell – das heißt, unser Körper kann sie im Gegensatz zu den meisten anderen Fettsäuren nicht selbst produzieren, sie müssen über die Nahrung zugeführt werden.

Booster für unterwegs

Das ideale Verhältnis von Omega-3- zu Omega-6-Fettsäuren lautet 1:4. Damit erreichen Sie den größten Gesundheitseffekt für den gesamten Organismus. Auch wenn Sie unterwegs oder auf Reisen sind, sollten Sie sicherstellen, dass Sie genügend gesunde Fette zu sich nehmen. Dafür empfehle ich, stets hochwertige Samen und Nüsse dabeizuhaben. Essen Sie zu jedem Frühstück mindestens 1 EL Chiasamen, 1 EL Leinsamen oder jeweils 1 Handvoll Walnüsse, Mandeln oder Haselnüsse mit einem EL Sojajoghurt. Damit haben Sie den ersten Turboschub des Tages schon intus.

Ungesättigte Fettsäuren sind lebensnotwendig, deshalb können wir keinesfalls auf sie verzichten. Sie schützen uns vor Erkrankungen, indem sie Hormone bilden, die das Immunsystem steuern, und sie sind Garant dafür, dass der Organismus reibungslos funktioniert. So dienen sie zum Beispiel als Baustein bei der Erneuerung der Zellwände und sind daran beteiligt, dass sich beanspruchte Muskeln rasch erholen. Außerdem sind sie Vorläufer von Botenstoffen im Körper, die etwa den Blutdruck regulieren oder für Entzündungsreaktionen verantwortlich sind.

Stehen dem Organismus nicht genügend ungesättigte Fettsäuren zur Verfügung, kommt es zu gesundheitsgefährdenden Mangelerscheinungen. Das können eine erhöhte Infektionsanfälligkeit, Haarausfall, Hautveränderungen oder Wachstumsstörungen sein.

Auch wichtig: gesättigte Fettsäuren

Mittlerweile sind die lange verpönten gesättigten Fettsäuren quasi rehabilitiert. Sie galten viele Jahre als gesundheitsschädlich beziehungsweise der Gesundheit wenig zuträglich, doch die Meinung der Experten hat sich grundlegend geändert. Neue Forschungsergebnisse zeigen, dass auch gesättigte Fettsäuren wichtige Funktionen im menschlichen Körper erfüllen.

Beispielsweise reguliert Buttersäure die Genexpression, also den Vorgang, bei dem die genetische Information umgesetzt und für die Zelle nutzbar gemacht wird. Und die Palmitinsäure (in Schweineschmalz, Butterfett oder Rindertalg) ist nicht nur an der Steuerung von Hormonen beteiligt, sondern zusammen mit der Myristinsäure (in Milchfett, Kokosfett,

Palmkernöl) an der Verständigung zwischen den Zellen. Gesättigte Fette sind zudem unerlässlich für die Aufnahme von Kalzium und Magnesium, sie schützen die Omega-Fettsäuren und sie stärken unsere Immunabwehr.

Es gibt also viele Gründe, um der Empfehlung von Ernährungswissenschaftlern zu folgen, etwa ein Drittel der täglichen Fettzufuhr aus gesättigten Fettsäuren zu decken.

Rehabilitiert: gesättigte Fettsäuren

In Ländern, in denen die Nahrung reich an gesättigten Fetten ist, wie in Frankreich, Thailand oder Polynesien, haben die Menschen durchschnittlich deutlich gesündere Blutgefäße als dort, wo weniger solcher Fettsäuren über die Ernährung aufgenommen werden. Der besondere Vorteil gesättigter Fette, wie zum Beispiel Kokos- und Palmkernöl: Sie können nicht oxidieren und damit schädliche Stoffe entwickeln.

Übrigens: Das Fett der Muttermilch besteht zu 45 bis 50 Prozent aus gesättigten Fetten.

Das richtige Maß an Fetten

Die Fettsäuren erfüllen also wichtige Aufgaben und Funktionen im menschlichen Körper. Kommen wir jetzt zu der Frage: Wie viel wovon? Wie in vielen Bereichen des Lebens entscheidet auch hier das richtige Maß über Wohl und Wehe.

Für Fett heißt das: Um die gewünschte ketogene Wirkung der Ernährung im Rahmen der Kraftstoff-Diät zu erreichen, ist es notwendig, täglich möglichst 200 Gramm Fett zu verzehren. Nur damit bringen Sie Ihre Fettverbrennung derart in Schwung, dass Ihre Leistungsfähigkeit steigt und Sie Gewicht verlieren. Voraussetzung dafür ist natürlich, dass die Gesamtenergie der täglichen Mahlzeiten nicht überschritten wird. Deshalb sparen Sie über die reduzierte Kohlenhydratzufuhr Kalorien ein.

Von den 200 Gramm Fett sollte etwa ein Drittel aus gesättigten Fettsäuren bestehen, der Rest möglichst aus einfach

Gutes Verhältnis!

In welchem Verhältnis in einem Lebensmittel Omega-3-Fettsäuren zu Omega-6-Fettsäuren vorkommen, entscheidet über die gesundheitliche Qualität. In nativem Olivenöl zum Beispiel liegt es bei 8:1, in Sonnenblumenöl hingegen bei 120:1! Das »ideale« Omega-Verhältnis bieten Hanf- und Leinöl mit 4:1.

und mehrfach ungesättigten Fettsäuren. Für eine optimale Wirkung auf Gesundheit und Leistungsfähigkeit ist es wichtig, dass Omega-6-Fettsäuren und Omega-3-Fettsäuren im richtigen Verhältnis aufgenommen werden, und zwar etwa 4:1. Dieses Verhältnis bietet den größtmöglichen Nutzen für den Organismus und hilft dabei, die körperlichen biochemischen Prozesse aufrechtzuerhalten. Dann nämlich befinden sich die Omega-Fettsäuren in gesundheitsfördernder Balance und können sich gegenseitig optimal unterstützen.

In unserer typischen westlichen Ernährung überwiegen allerdings in der Regel die Omega-6-Fettsäuren: Wir nehmen in

Mitteleuropa zehn- bis zwanzigmal mehr davon auf als von den Omega-3-Fettsäuren. Das liegt daran, dass sie etwa in rotem Fleisch, tierischem Fett – also auch in Milchprodukten – und in den meisten Salatölen (Sonnenblumen-, Distel- und Sojaöl) vorkommen. Doch zu viel davon ist ungesund! Denn überwiegen die entzündungsfördernden Omega-6-Fettsäuren, hemmt dies die entzündungshemmenden Omega-3-Fettsäuren, und es kommt zu jenen den meisten Zivilisationskrankheiten zugrundeliegenden chronischen Entzündungen im Körper. Omega-6-Fettsäuren befinden sich in vielen Pflanzenfetten, wie Sesam-, Distel- oder Sonnenblumenöl, aber auch in Margarine, Milchprodukten, Eiern und fetthaltigem Fleisch. Wer das optimale Verhältnis von Omega-3- zu Omega-6-Fettsäuren anstrebt, sollte seine tägliche Kost unbedingt um Lebensmittel mit einem hohen Gehalt an Omega-3-Fettsäuren ergänzen. Das sind insbesondere Nüsse, Samen und Öle pflanzlicher Herkunft wie Lein-, Walnuss-, Hanf- oder

Wertvolles Leinöl

Den höchsten Gehalt an Omega-3-Fettsäuren überhaupt enthält mit rund 55 Prozent unraffiniertes Leinöl in Bioqualität. Leinöl hat damit viermal mehr Omega-3- als Omega-6-Fettsäuren und ist daher am besten geeignet, die Balance zwischen den ungesättigten Fettsäuren wiederherzustellen. Darüber hinaus besitzt es blutfettsenkende Eigenschaften.

Seine Zusammensetzung lässt Leinöl aber auch besonders schnell oxidieren, daher muss das Öl vor Licht, Sauerstoff und Wärme geschützt und möglichst rasch verbraucht werden.

Rapsöl, aber auch fettreicher Kaltwasser-Fisch, wie Lachs, Thunfisch, Hering, Makrele oder Sardine.

Gesundheitsschädliche Transfette

Soweit die gesunden »guten« Fette. Kommen wir zu den »schlechten« Fetten. Sie gelten als stark gesundheitsschädlich und haben in einer gesundheitsförderlichen Ernährung nichts zu suchen. Die Rede ist von Transfetten. Sie sind absolut tabu für jeden, der mit der Kraftstoff-Diät die Fettverbrennung seines Körpers unterstützen möchte. Denn sie begünstigen Arteriosklerose (auch »Arterienverkalkung oder -verhärtung« genannt), indem sie diverse Fett-Eiweiß-Verbindungen bilden, die sich bevorzugt an den Blutgefäßen ablagern, diese verengen und im schlimmsten Fall verstopfen. Außerdem erhöhen Transfettsäuren den »schlechten« Cholesterinwert. Damit steigt die Gefahr von Entzündungen im Körper – auch dadurch nehmen Blutgefäße Schaden, und es wächst das Risiko für Herzinfarkt oder Schlaganfall. Menschen, die viele Transfette zu sich nehmen, laufen zudem Gefahr, an Diabetes zu erkranken und nehmen Fehlfunktionen in der Zellmembran in Kauf. Als ob das noch nicht genügen würde, hemmen Transfettsäuren sogar die positiven Eigenschaften von Omega-3-Fettsäuren.

Wie entstehen Transfettsäuren?

Transfettsäuren sind eine Untergruppe von den eigentlich sehr gesunden ungesättigten Fettsäuren. Sie entstehen durch Erhitzen und die industrielle Haltbarmachung. Wenn also prinzipiell zuträgliche pflanzliche Öle mit einem hohen Anteil an ungesättigten Fettsäuren industriell gehärtet werden, um etwa Margarine, Back- oder Streichfette herzustellen. Diese künstlich gehärteten Fette kann der Körper nicht verarbeiten.

Industriell gefertigte Fette

Um Fette möglichst billig, maximal haltbar und geruchlos zu machen, werden sie massiv ver- und bearbeitet. Das Basismaterial sind Nüsse, Samen und Kerne, die im ersten Schritt zusammen mit chemischen Lösungsmitteln zu Öl gepresst werden. Dieses Öl wird entwachst, mit aggressiven Stoffen raffiniert und gebleicht. Dann wird es bis auf 270 °C erhitzt, um den Geruch zu neutralisieren, mit chemischen Stoffen konserviert, entschäumt und gehärtet.

Aber auch beim Zubereiten von Speisen bilden sich die für uns so schädlichen Stoffe. Etwa beim Braten oder Frittieren – wenn die Fette auf über 130 °C erhitzt werden. Das setzt einen Umwandlungsprozess in Gang: Die Molekülstrukturen werden in Transfette umgebildet.

Von den Transfetten profitieren ausschließlich die Lebensmittelindustrie und Gastronomie: Diese Fette sind preiswerter, länger haltbar, lassen sich häufiger wiederverwenden, sind unempfindlich gegenüber Temperaturschwankungen, und sie lassen sich maschinell leichter verarbeiten.

Übrigens: In Kanada, USA und Teilen von Südamerika erfahren die Verbraucher genau, wie viele Transfette in einem

Gefährliche Transfette

Das Risiko für einen Herzinfarkt kann sich um 25 Prozent erhöhen, wenn Sie Ihrem Körper täglich fünf Gramm Transfettsäuren zumuten. Das ist eine kleine Portion Pommes frites
oder ein Stück Schmalzgebäck, zum Beispiel ein Krapfen.

Produkt stecken. In Europa schützt vor allem Dänemark seine
Bürger vor den gefährlichen Fettsäuren, indem es in Nahrungsmitteln nur einen Anteil von maximal zwei Prozent
Transfetten erlaubt. In Deutschland hingegen gibt es diesbezüglich keinerlei Einschränkungen.

Wie lässt sich die Aufnahme von Transfettsäuren vermeiden?

Verzichten Sie möglichst auf den Verzehr von Fertiggerichten, denn Süßwaren, Backwaren, Pommes frites oder Tief-
kühlpizzen enthalten alle industriell verarbeitete Fette, ebenso wie Fastfood, Chips, Fertigsuppen oder -soßen.

Meiden Sie diese Fette

- gehärtete oder teilweise gehärtete Fette
- raffinierte und geruchlose Öle und Fette
- über-/erhitzte Fette, die reich an mehrfach ungesättigten
  Fettsäuren sind
- ranzige Fette
- Öle in Plastikflaschen

Auch wenn Sie gerne selbst und frisch kochen, besteht die Gefahr, dass Sie zu viele Transfettsäuren zu sich nehmen. Nämlich dann, wenn eigentlich gesunde Fette und Öle beim Braten oder Grillen zu stark erhitzt werden. Achten Sie also darauf, die Öle und Fette im Haushalt richtig einzusetzen.

Fette und Öle richtig verwenden

In diesem Kapitel geben wir Ihnen einige Tipps, wie Sie Öle und Fette im Haushalt richtig verwenden.

Raps-, Lein- und Walnussöl für die kalte und warme Küche

Für Salate und die kalte Küche eignen sich vor allem Pflanzenöle mit einem hohen Anteil an einfach und/oder mehrfach ungesättigten Fettsäuren. Raps-, Lein- oder Walnussöl, die ein besonders gutes Verhältnis von Omega-3- zu Omega-6-Fettsäuren bieten, ist besonders zu empfehlen. Verwenden Sie diese Öle möglichst oft statt Sonnenblumen-, Distel- oder Maiskeimöl. Allerdings enthalten sie nur kalt gepresst und nativ ihre natureigenen Aromastoffe, Vitamine und sekundären Pflanzenstoffe. Und wer sich auch noch für Bioqualität entscheidet, braucht keine Rückstände von Pestiziden zu befürchten.

Zu hohe Temperaturen können die wertvollen Fettsäuren und Vitamine der Öle zerstören und eben die gefährlichen Transfette erzeugen. Doch zum Kochen und Dünsten eignen sich Raps-, Lein- oder Walnussöl ebenfalls sehr gut, denn dabei entstehen kaum Temperaturen über 100 °C, und das ist unbedenklich. Um den Fetten aber garantiert nicht zu schaden, geben Sie vor dem Erhitzen etwas Wasser zum Öl.

Bei gekochten Speisen fügen Sie Ihr wertvolles Fett am besten erst kurz vor dem Servieren hinzu. Damit haben Sie den gewünschten Geschmack, und die förderlichen Inhaltsstoffe bleiben auf jeden Fall erhalten.

Übrigens können Sie native Öle auch zum Backen verwenden, denn trotz Ofentemperaturen von bis zu 200 °C wird das Innere des Backwerks nur rund 100 °C heiß.

Hoch erhitzbare Öle und Fette

Allerdings gibt es zahlreiche gesunde Öle und Fette, deren Inhaltsstoffe die hohen Temperaturen beim Braten oder Frittieren nicht unbeschadet überstehen. Immerhin muss Frittierfett auf etwa 180 °C erhitzt werden und Bratfett sogar häufig auf über 200 °C, vor allem beim scharfen Anbraten von Fleisch. Deshalb braucht es dafür Öle, welche die Hitze problemlos überstehen. Das sind solche mit hohem Rauchpunkt. Dieser besagt, bei welcher Temperatur ein Fett beginnt brenzlig zu riechen, also sich zu zersetzen. Dabei gilt: Je mehr gesättigte oder einfach ungesättigte Fettsäuren ein Produkt enthält, desto höher liegt sein Rauchpunkt. Beim nativen Olivenöl liegt er beispielsweise bei 180 °C, damit eignet es sich besonders zum schonenden Braten und Frittieren. Rapsöl ist ebenfalls relativ hitzestabil und daher zum stärkeren Erhitzen besser geeignet als die meisten anderen nativen Öle, wie etwa Maiskeim- oder Sonnenblumenöl.

Ganz besonders hitzestabil und damit zum Braten ideal geeignet sind sogenannte High-Oleic-Öle. Diese basieren auf speziell gezüchteten Sonnenblumen-, Raps- oder Distelsorten mit einem hohen Ölsäureanteil und sind im Biohandel erhältlich. Obwohl sie kalt gepresst (und mit Wasserdampf behandelt) werden, vertragen sie Hitze bis zu 210 °C. Solche Temperaturen halten übrigens auch mit Wasserdampf behandeltes (teilraffiniertes) Kokosfett und raffiniertes Palmkernfett aus. Sie sind fest, weil sie von Natur aus einen sehr hohen Anteil an gesättigten Fettsäuren haben. Allerdings werden Kokos- und Palmkernfette häufig stark verarbeitet, dann sind sie für eine gesunde Ernährung nicht zu empfehlen.

Sehr gut für die »heiße Küche« bis 170 °C eignet sich übrigens Butterschmalz (im Gegensatz zu Butter, die nicht so stark erhitzt werden sollte).

Um beispielsweise beim Frittieren nicht ganz auf die wertvollen Pflanzenstoffe nativer Öle verzichten zu müssen, haben Experten folgenden Tipp: Mischen Sie Olivenöl, Rapsöl und normales Sonnenblumenöl zu gleichen Teilen, und begnügen Sie sich mit einer Temperatur von 160 °C. Das reicht völlig aus, denn an der Oberfläche der zu frittierenden Lebensmittel herrschen grundsätzlich nur Temperaturen um 100 °C.

Die besten Lieferanten für gesättigte Fettsäuren

Gesättigte Fettsäuren findet man hauptsächlich in tierischen Lebensmitteln und im Kokosfett.

Fette, Öle	Fettgehalt pro 100 g
Butter von weidegefütterten Tieren	48 g
Butterschmalz	61 g
Entenfett	30 g
Erdnussöl	20 g
Gänseschmalz	27 g
Kokosfett	89 g
Leinöl	10 g
Maiskeimöl	13 g
Olivenöl	14 g
Sesamöl	13 g
Sonnenblumenöl	11 g
Walnussöl	9 g

Milch, Milchprodukte	
Chester (50 %)	20 g
Emmentaler (45 %)	18 g
Gouda (45 %)	18 g
Frischkäse (60 %)	19 g
Kuhmilch (3,5 %)	2 g
Roquefort	18 g
Schafmilch	4 g
Ziegenmilch	3 g

Eier

Hühnerei	3 g
Hühnereigelb	9 g

Nüsse, Samen

Cashewnuss	9 g
Erdnuss	7 g
Haselnuss	4 g
Kokosnuss	32 g
Kürbiskern	9 g
Macadamianuss	8 g
Mandel	4 g
Paranuss	17 g
Pekannuss	6 g
Pistazie	7 g
Sesam	8 g
Sonnenblumenkern	5 g
Walnuss	7 g

Gemüse

Avocado	3 g
Olive, grün	2 g
Olive, schwarz	5 g
Sojabohnen	3 g

Fisch

Aal, geräuchert	9 g
Flussaal	6 g
Hering	3 g

Lachs	3 g
Makrele	3 g
Sardine, Dose	2 g
Schillerlocken	6 g
Thunfisch	4 g

Geflügel

Brathähnchen	3 g
Ente	6 g
Gans	9 g
Hähnchenbrust	2 g
Pute	2 g
Putenbrust, ohne Haut	1 g
Suppenhuhn	7 g

Fleisch

Hammelfleisch	9 g
Kalbfleisch	3 g
Kalbsleber	> 1 g
Lammfleisch	9 g
Rinderfilet	3 g
Rinderleber	> 1 g
Rinderlende	2 g
Schweinebauch	9 g
Schweinehals	7 g
Schweineleber	2 g
Wildschweinfleisch	3 g

Die besten Lieferanten für einfach ungesättigte Fettsäuren

Fette, Öle	Fettgehalt pro 100 g
Avocadoöl	71 g
Distelöl	75 g
Erdnussbutter	23 g
Erdnussöl	46 g
Haselnussöl	78 g
Kokosöl	6 g
Leinöl	18 g
Macadamiaöl	81 g
Maiskeimöl	28 g
Mandelöl	70 g
Olivenöl, nativ	73 g
Rapsöl	63 g
Senföl	60 g
Sesamöl	40 g
Traubenkernöl	16 g
Walnussöl	23 g
Weizenkeimöl	15 g

Nüsse, Samen	
Bucheckern	22 g
Cashewnuss	27 g
Erdnuss	26 g
Haselnuss	46 g
Kürbiskern	16 g
Leinsamen	8 g
Macadamianuss	60 g

Mandeln	33 g
Paranuss	24 g
Pistazie	23 g
Pecanuss	44 g
Walnuss	9 g

Gemüse

Avocado	10 g
Olive, grün	11 g
Sojabohnen	4 g

Die besten Lieferanten für mehrfach ungesättigte Fettsäuren

Fette, Öle	Fettgehalt pro 100 g
Erdnussöl	28 g
Hanföl	80 g
Kürbiskernöl	52 g
Leinöl	67 g
Maiskeimöl	55 g
Mandelöl	23 g
Rapsöl	32 g
Sesamöl	43 g
Sojaöl	56 g
Sonnenblumenöl	50 g
Traubenkernöl	70 g
Walnussöl	68 g
Weizenkeimöl	61 g

Nüsse, Samen

Bucheckern	20 g
Kürbiskern	24 g
Leinsamen	21 g
Paranuss	25 g
Pinienkern	23 g
Walnuss	42 g

Keine Angst vor fetten Speisen

Damit Sie auf Ihre 200 Gramm Fett am Tag kommen und die Fettverbrennung schon morgens ankurbeln, sollten Sie den Tag bereits mit einem fettreichen Frühstück beginnen. Vollkornbrot (weniger als 20 g komplexe Kohlenhydrate) mit Butter, Wurst, fettem Lachs oder Schinken, Käse oder Eiern mit Speck – damit schaffen Sie es, Ihren Stoffwechsel in Richtung Fettverbrennung umzuerziehen. Denn beim Frühstück entscheidet sich, woher der Organismus seine Energie im Verlauf des Tages hauptsächlich holt. Das heißt: Wenn Sie morgens schon viel (gesundes) Fett zu sich nehmen, trimmen Sie Ihren Körper darauf, den ganzen Tag über mehr Fett zu verbrauchen. Die auf diese Weise angekurbelte Fettverbrennung hält den ganzen Tag über an.

Genauso verhält es sich übrigens mit Kohlenhydraten: Viele Kohlenhydrate zum Frühstück trainieren den Stoffwechsel darauf, seine Energie aus Kohlenhydraten zu gewinnen. Da diese aber in der Regel nicht so lange vorhalten wie Fett oder Eiweiß, reagiert der Körper mit ständigem Hunger. Auf diese Weise können Sie nicht abnehmen, im Gegenteil. Dieser unerwünschte Effekt wird noch verstärkt, wenn Sie statt komplexer Kohlenhydrate »einfache« Kohlenhydrate essen (dazu mehr ab Seite 158). Schoko- oder Knuspermüsli, Weißmehlprodukte wie Brötchen oder Croissants und zuckerhaltige Brotaufstriche wie Marmelade oder Nuss-Nougat-Creme zum Frühstück sind daher tabu.

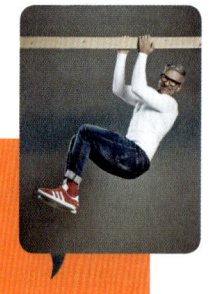

Ketosebooster

Nehmen Sie zwischendurch einfach mal zwei, drei Esslöffel Oliven- oder Leinöl zu sich. Das wirkt wie der beste Ketosebooster.

Mit dem Kraftstoff-Diät-Tee die Fettverbrennung ankurbeln

Der speziell für die Kraftstoff-Diät entwickelte Kräutertee (siehe Infokasten) unterstützt die Bauchspeicheldrüse dabei, der besonderen ketogenen Ernährung gerecht zu werden, und hilft gleichzeitig der Leber, die Fette besser verarbeiten zu können. Aus dieser Zielsetzung ergeben sich folgende Inhaltsstoffe:

Grüner Tee (Sorte Perlata): Grüntee wirkt stark antioxidativ und hat zahlreiche gesundheitsfördernde Eigenschaften. In einer neueren Studie der Wissenschaftszeitschrift

»Metabolomics« wurde festgestellt, dass der tägliche Konsum von Grüntee die Gesundheit der Bauchspeicheldrüse fördern und sogar vor Bauchspeicheldrüsenkrebs schützen kann. Der Wirkstoff Epigallocatechingallat, kurz EGCG, kann die Bildung von Krebszellen in der Bauchspeicheldrüse verhindern. Zusätzlich wirkt der Tee aktivierend auf den Kreislauf, was die Umsetzung der Fette in der Leber verstärkt.

Spitzwegerich und Süßholz: Die Kombination dieser beiden Heilkräuter ist hervorragend geeignet, um die Bauchspeicheldrüse zu reinigen und zu pflegen. Die Süßholzwurzel enthält einen Wirkstoff, der den Zuckerhaushalt reguliert und auch entzündungshemmende Eigenschaften aufweist. Zusammen mit Spitzwegerich reguliert dieses Kraut perfekt die Insulinausschüttung.

Zimtrinde: Die Zimtrinde wird schon länger als Ergänzung zur Behandlung von Diabetes eingesetzt. Denn sie sorgt für eine bessere und schnellere Verarbeitung von Kohlenhydraten. Wir machen uns den Effekt zusammen mit dem Spitzwegerich in der Form zunutze, dass wir dadurch die Insulinausschüttung, die bei Nahrungsaufnahme unvermeidlich stattfindet, zeitlich deutlich begrenzen und so die insulinfreie Zeit des Körpers verlängern.

Rosmarin: Rosmarin pflegt nicht nur die Bauchspeicheldrüse, sondern entspannt auch die Muskeln. Er wirkt entzündungshemmend und fördert die Ausscheidung von Schadstoffen aus der Bauchspeicheldrüse. Durch Aktivierung des Leberstoffwechsels erleichtert das Kraut zudem die Gluconeogenese.

Mariendistel: Diese Heilpflanze enthält Silymarin, ein Flavonoid, das sowohl die Leber als auch die Bauchspeicheldrüse heilt und schützt. Die antioxidative und entzündungshemmende Wirkung des Silymarins kann das Wachstum der Leberzellen stimulieren. Daher nutzen auch die meisten Entgiftungskuren die Mariendistel, um Leber und Pankreas zu reinigen. Die Verarbeitung von Fett wird verbessert und die Umsetzung von Fett in Glukose erleichtert.

Kräutertee für die Fettverbrennung

Speziell für die Kraftstoff-Diät hat der Konstanzer Apotheker Dr. Daniel Hölzle diese Teemischung kreiert, die die Fettverbrennung ankurbelt. Den Tee können Sie – ebenso wie die Ketostix – im Onlineshop der AVIE Tiergarten Apotheke in Konstanz unter www.e-goPharm24.de bestellen.

Was sind gute, hochwertige Proteine und was bewirken sie im Körper?

Eiweiß (Protein) sättigt, kurbelt den Stoffwechsel an und fördert den Muskelaufbau. Besser geht's nicht für die Kraftstoff-Diät! Deshalb ist Eiweiß ein extrem wichtiger und auf keinen Fall zu vernachlässigender Baustein unseres Vorhabens »mehr Leistungsfähigkeit und Fitness bei gleichzeitiger Gewichtsabnahme«. Ohne forcierte Aufnahme von Eiweiß funktioniert das nicht! Schon gar nicht, wenn körperliche und mentale Leistungsfähigkeit ganz oben auf der Wunschliste stehen. Aber auch dann nicht, wenn Ihr Ziel Abnehmen heißt. Denn Eiweiß ist ein phantastischer Stoffwechselbooster, der vor allem den Fettstoffwechsel ankurbelt.

Ein weiterer und mehr als willkommener Effekt der Aufnahme größerer Eiweißmengen ist, dass diese positiv auf unsere Laune und Motivation wirken, indem sie in unserem limbischen System eine allgemeine Zufriedenheit auslösen. Und was ist hilfreicher, um eine sechswöchige Kraftstoff-Diät erfolgreich durchzustehen?

Die Proteine sorgen auch dafür, dass Sie nicht hungern müssen, wenn Sie während unseres Sechs-Wochen-Programms 20 Prozent weniger Kalorien also sonst zu sich nehmen. Denn eiweißreiche Lebensmittel, wie wir sie im Rahmen der Kraftstoff-Diät ab Seite 108 empfehlen, sättigen besser als Kohlenhydrate oder Fette. Warum ist das so? Der menschliche Körper braucht einfach deutlich länger, um Proteine zu verstoffwechseln. Somit hat er länger Energie zur Verfügung als bei den beiden anderen Nährstoffen.

Hinzu kommt ein weiterer Pluspunkt: Wenn Sie zu jeder Mahlzeit reichlich Proteine zu sich nehmen, bleibt Ihr Blutzuckerspiegel über den Tag stabil. Denn wenn der Körper vor allem mit der Verarbeitung von Eiweiß beschäftigt ist, schüttet er weniger von dem Hormon Insulin aus. Insulin wiederum wird vor allem dafür gebraucht, Kohlenhydrate und/oder Zucker abzubauen, und hemmt somit den Fettabbau. Wenn Sie Gewicht verlieren möchten, sollten Sie es also vermeiden, dass große Mengen dieses Hormons ausgeschüttet werden. Und das gelingt eben mit einer proteinreichen Ernährung ganz hervorragend. Nicht zuletzt hilft sie auch, das Gewicht langfristig zu halten und dem gefürchteten Jo-Jo-Effekt zu entgehen.

Man könnte Eiweiß den »Zauberstoff« für reibungslose Körperfunktionen nennen, denn nur wenn wir optimal mit den besten Proteinen versorgt sind, kann der Organismus seine biologischen Aufgaben optimal erfüllen. Somit sind Proteine die Grundvoraussetzung für körperliche Höchst- und Ausdauerleistung, aber auch für kreative Prozesse des Gehirns. Kurz gesagt: Wer genug und regelmäßig hochwertiges Eiweiß über die Nahrung aufnimmt, kann sich besser konzentrieren, ist wacher und fitter bei allgemeinem Wohlbefinden.

So funktioniert der Eiweißstoffwechsel

Um diese Vorgänge in unserem Körper besser zu verstehen, hilft eine kurze Erläuterung des Aufbaus und der Funktion von Nahrungseiweißen. Denn ihre chemische Struktur einer Kette aus Aminosäuren (DNA-Bausteine) ermöglicht die biologischen Funktionen der Proteine im menschlichen System. Zunächst spalten Enzyme im Darm diese Proteinstruktur auf und setzen die einzelnen Aminosäuren frei, die dann über die Blutbahn dorthin gelangen, wo sie für die unterschiedlichsten Aufgaben benötigt werden. Sie sorgen beispielsweise dafür, dass verschiedene Körperstrukturen, wie Muskeln, Bänder, Knochen, Gewebe, Organe, Nägel, Haut und Haare, wachsen und sich erneuern. Sie sind aber auch verantwortlich für die Produktion von Enzymen sowie Hormonen, die wichtige Körperprozesse regeln, zum Beispiel zum Schutz der Blutgefäße. Und sie stärken die Abwehrkräfte.

Abgesehen davon beeinflussen Proteine auch den Cholesterin- und Bluttfettspiegel positiv: Sie senken sowohl schlechtes Cholesterin als auch den Blutdruck.

Aminosäuren sind lebensnotwendig

Unser Körper benötigt 22 verschiedene Aminosäuren, um diese Arbeit leisten zu können. Davon kann er 13 selbst herstellen, sie heißen deshalb nicht-essenzielle Aminosäuren. Die restlichen neun essenziellen Aminosäuren müssen regelmäßig über die Nahrung zugeführt werden. Denn während der Körper seine biologischen Aufgaben durchaus eine Zeit lang auch ohne Kohlenhydrate oder Fette verrichten kann, braucht er für seine biochemischen Prozesse unbedingt und

Der Körper hilft sich selbst

Der menschliche Körper besitzt eine »natürliche Schranke« gegen zu viel Eiweiß. Das heißt, er reagiert mit Widerwillen, wenn ihm täglich mehr Eiweiß zugeführt wird, als ihm guttut. Eine solche Reaktion wird ab 300 Gramm reines Eiweiß pro Tag ausgelöst. Ein gesunder Mensch hat deshalb keine gesundheitlichen Probleme zu befürchten, wenn er sich eiweißreich ernährt. Lediglich Nierenkranke sollten ihren Eiweißkonsum nicht übertreiben.

ständig Aminosäuren. Ziel ist es deshalb, mit den entsprechenden Lebensmitteln eine optimale Eiweißversorgung sicherzustellen. Denn mit genügend Eiweiß im Blut arbeitet auch unser Organismus optimal.

Wie kann es gelingen, den Bluteiweißspiegel grundsätzlich anzuheben? Das funktioniert nicht von heute auf morgen, sondern nur allmählich. Um das zu erreichen, müssen Sie Ihrem Körper mindestens über die sechs Wochen der Kraftstoff-Diät ausreichend Eiweiß zur Verfügung stellen. Aber: Zu viel auf einmal bringt gar nichts. Denn der Körper scheidet das Eiweiß, das er nicht direkt braucht, über den Urin wieder aus. Für die Nieren bedeutet das, dass sie bei einer übertrieben hohen Eiweißzufuhr ständig Höchstleistung erbringen müssen, was sich auf Dauer eher negativ auswirken kann.

Nehmen Sie daher jeden Tag bei jeder Mahlzeit kleinere Extrarationen Eiweiß zu sich. Mit diesem zusätzlichen Eiweiß kann Ihr Körper ausreichend Hormone bilden, das Immunsystem instand halten, Muskeln aufbauen und Zellen reparieren. Zugleich werden Sie einen Anstieg an Energie und Lebenskraft verspüren.

Wir empfehlen, alle vier Stunden Eiweiß zu essen, denn so lange dauert es, bis es von den Nieren abgebaut wurde und über den Urin den Körper wieder verlassen hat.

Die essenziellen Aminosäuren

Histidin ist essenziell während der Genesung, der Wundheilung, des Wachstums und bei der Reparatur von Gewebe; es ist nötig für die Produktion des roten Blutfarbstoffs Hämoglobin, der den Sauerstoff transportiert, und es ist beteiligt an der Energiegewinnung der Zellen. Histidin findet sich reichlich zum Beispiel in Schweinefleisch, Thunfisch und Sojabohnen.

Isoleucin ist ein Energielieferant, wichtig für den gezielten Muskelaufbau sowie die Regeneration des Muskelgewebes. Es stimuliert die Ausschüttung von Insulin, erhöht die mentale Belastbarkeit und das Denkvermögen. Isoleucin findet sich reichlich zum Beispiel in Erbsen, Schweinefleisch und Scholle.

Leucin ist wesentlich für die körperliche/muskuläre Ausdauer, beteiligt am Aufbau neuen Gewebes, hemmt den Abbau von Muskelgewebe und fördert Heilungsprozesse. Leucin findet sich reichlich zum Beispiel in Erdnüssen, Schweineleber, Kalbfleisch, Thunfisch und Sojabohnen.

Lysin fördert die Produktion von Wachstumshormonen, kurbelt die Fettverbrennung an und stimuliert die Virenabwehr. Lysin findet sich reichlich zum Beispiel in Bohnen, Hühnerfleisch, gekochtem Schinken und Karpfen.

Methionin ist wichtig für viele Stoffwechselprozesse. Es ist die Ausgangssubstanz für die Bildung von Körpereiweiß und fördert das Immunsystem. Methionin findet sich reichlich zum Beispiel in Heilbutt, Garnelen, Hühnerfleisch und Sojabohnen.

Phenylalanin ist beteiligt an der Produktion von Glückshormonen wie Noradrenalin oder Endorphinen. Phenylalanin findet sich reichlich zum Beispiel in Sojabohnen, Kaviar, Forelle, Schweineleber und Rinderfilet.

Threonin unterstützt das Immunsystem, den Stoffwechsel und das Muskelwachstum. Es hilft bei der Aufnahme von Vitaminen. Threonin findet sich reichlich zum Beispiel in Sojabohnen, Edamer, Lachs und Schweinefleisch.

Tryptophan wird zu Serotonin umgewandelt und wirkt deshalb stimmungsaufhellend und beruhigend. Es hemmt den Appetit und fördert gesunden Schlaf. Tryptophan findet sich reichlich zum Beispiel in Sojabohnen, Limabohnen, Thunfisch, Schweinefleisch und Erdnusscreme.

Valin stärkt das Immunsystem, senkt das Stressempfinden und regelt Stimmungsschwankungen. Valin findet sich reichlich zum Beispiel in Sojabohnen, Limabohnen, weißen Bohnen, Edamer, Gouda, Thunfisch und Makrele.

Welches Eiweiß und wie viel?

Ebenso wie bei den Fetten stellt sich auch bei den Eiweißen die Frage nach der Qualität. Wann ist ein Nahrungseiweiß hochwertig und somit für die Kraftstoff-Diät bestens geeignet? Dafür gibt es ein klares Kriterium: seine »biologische Wertigkeit«. Sie hängt davon ab, wie gut der menschliche Organismus das Protein für seine zahlreichen Aufgaben verwerten kann, also daraus beispielsweise Muskel- oder Abwehrzellen aufbaut. Das heißt: Je leichter der Körper aus dem zugeführten Nahrungseiweiß körpereigenes Eiweiß herstellen kann und je mehr, desto höher ist dessen biologische Wertigkeit.

Konkret: 100 Gramm tierisches Nahrungseiweiß wandelt der Körper in 60 Gramm Körpereiweiß um, aus 100 Gramm pflanzlichem Nahrungseiweiß gewinnt er 43 Gramm körpereigenes Eiweiß. Tierisches Eiweiß, etwa aus Fleisch, Fisch, Milchprodukten oder Eiern, hat also eine höhere biologische Wertigkeit als pflanzliches Eiweiß, denn es ist dem menschlichen Körper ähnlicher.

Die biologische Wertigkeit für den Körper lässt sich übrigens durch eine günstige Kombination von Lebensmitteln deutlich erhöhen, nämlich auf bis zu 70 Gramm körpereigenes Eiweiß aus 100 Gramm Nahrung. Gute Kombinationen sind zum Beispiel: Kartoffeln mit Ei, Milch, Fleisch oder Fisch;

Tierisches Eiweiß

Tierisches Eiweiß kann der menschliche Körper am besten verwerten, weil es dem menschlichen Eiweiß ähnelt. Fisch hat sich besonders bewährt, noch vor Fleischprodukten. Im Rahmen der Kraftstoff-Diät empfehlen wir natürlich vor allem Fettfische mit einem Fettgehalt von mindestens zehn Prozent, wie Lachs, Makrele, Aal oder Thunfisch. Aber auch ein Bio-Hühnerei wirkt günstig auf den Eiweißhaushalt. Vollmilch und fetter Käse vervollständigen das Programm. Das Eiweiß aus diesen Lebensmitteln kann vom Körper nahezu komplett aufge- und übernommen werden.

Getreide mit Gemüse/Hülsenfrüchten; Weizen mit Milch und Ei; Steak mit Bohnen.

Die beste Alternative zu tierischem Eiweiß sind Lebensmittel aus Sojabohnen oder Weizengluten. Seitan aus Weizeneiweiß beispielsweise liefert bis zu 25 Gramm Eiweiß pro 100 Gramm und der Sojaquark Tofu immerhin etwa 16 Gramm Eiweiß pro 100 Gramm. Damit brauchen sie den Vergleich mit Geflügel und Rindfleisch mit rund 20 Gramm Eiweiß pro 100 Gramm nicht zu scheuen.

Pflanzliches Eiweiß

Vorteile der pflanzlichen Proteinlieferanten sind der geringe Gehalt an Cholesterin und eine ordentliche Portion Ballaststoffe und Vitamine, die in den tierischen Lebensmitteln nicht zu finden sind. Bezogen auf den Eiweißgehalt stehen hier vor allem Sojabohnen und andere Hülsenfrüchte an oberster Stelle. Allerdings sind sie aufgrund ihres relativ hohen Anteils an Kohlenhydraten im Rahmen der Kraftstoff-Diät nur in geringen Mengen erlaubt.

Wie viel Eiweiß pro Tag?

Um die gewünschte ketogene Wirkung im Rahmen der Kraftstoff-Diät zu erreichen, müssen Sie täglich mindestens 1,5 Gramm hochwertiges Eiweiß pro Kilogramm Körpergewicht zuführen. Ein 80 Kilogramm schwerer Mann benötigt also 120 Gramm und eine 60 Kilogramm schwere Frau 90 Gramm Eiweiß pro Tag. Das ist die notwendige Menge, um die Fettverbrennung optimal anzukurbeln, den Muskelaufbau zu fördern und die allgemeine Leistungsfähigkeit zu steigern.

Der Stoff, aus dem die Muskeln sind

Proteine sind die wichtigsten Nährstoffe für die Muskelbildung, weil sie die Ausgangsbasis für neue Muskelfasern bereitstellen. Ein Muskel besteht aus Eiweiß und wächst, indem sich der Nährstoff darin einlagert. Weil bei intensivem Training eine katabole Stoffwechsellage entsteht – und auch erwünscht ist, braucht der Körper nach dem Training im Rahmen der Kraftstoff-Diät eine ausreichende Proteinzufuhr, um wieder in den anabolen Zustand zu kommen. Das fördert die Regeneration nach einer harten Übungseinheit, denn nur dann können verletzte Muskelzellen und -fasern wieder repariert werden.

Es ist gar nicht so einfach, die empfohlene Menge an 1,5 Gramm Eiweiß pro Kilogramm Körpergewicht über eine »normale« und gesunde Ernährung aufzunehmen. Am besten gelingt es mit entsprechend viel Fleisch, Fisch und Milchprodukten. Wer sich aber vegetarisch oder vegan ernährt, hat deutlich weniger Auswahl an hochwertigen Eiweißlieferanten. Wir empfehlen deshalb, den Bedarf durchaus auch mit sogenannten Eiweißdrinks zu decken. Da gibt es mittlerweile hervorragende Qualitäten und zahlreiche Geschmacksvarianten. Sie sollten aber möglichst natürlich und biologisch sein, etwa mit Chiasamen, Hanf-, Erbsen- oder Reisprotein.

Übrigens: In den 30 Minuten nach dem Sport oder Training nimmt der menschliche Körper das Eiweiß aus der Nahrung besonders gut auf. Eine entsprechende Eiweißzufuhr fördert unter anderem die Produktion von Testosteron, und das hilft der Muskulatur, sich schneller zu regenerieren und damit in die Superkompensation zu kommen (siehe Seite 40).

Die besten pflanzlichen Eiweißlieferanten

Hülsenfrüchte und Samen	Eiweißgehalt pro 100 g
Bohnen*, weiß	9 g
Chiasamen	21 g
Erbsen	22 g
Kichererbsen	20 g
Kidneybohnen	8 g
Kürbiskerne	24 g
Leinsamen	25 g
Limabohnen	8 g
Linsen	9 g
Lupinenmehl	41 g
Mohn	20 g
Mungobohnen	8 g
Pinienkerne	24 g
Sesam	21 g
Sojabohnen	36 g
Sojafleisch	44 g
Sojamehl	41 g
Sonnenblumenkerne	25 g
Tempeh	19 g
Tofu	22 g

Getreide

Amaranth	16 g
Buchweizen	10 g
Gerste	11 g
Grünkern	12 g
Hafer	13 g
Hirse	11 g
Quinoa	15 g
Roggen	9 g
Weizen	12 g
Weizengrieß	10 g
Weizenkeime	27 g

Getreideprodukte

Haferflocken	14 g
Haferkleie	17 g
Knäckebrot	11 g
Mischbrot, Weizen/Roggen	7 g
Roggenvollkornbrot	7 g
Seitan	13 g
Spaghetti aus Hartweizen, roh	12 g
Weizentoastbrot	10 g
Vollkornbrötchen	8 g
Vollkornnudeln	15 g
Weizenkleie	16 g
Zwieback	10 g

Nüsse

Cashewnuss	18 g

Erdnuss, geröstet	26 g
Erdnussmus	25 g
Haselnuss	14 g
Mandel	19 g
Mandelmehl	36 g
Mandelmus	23 g
Paranuss	14 g
Pistazie	20 g
Walnuss	14 g

* Für alle Bohnensorten gilt die Eiweißangabe jeweils für den gekochten, verzehrfertigen Zustand.

Fischeinkauf

Sie wohnen direkt am Meer? Wunderbar! Dann bekommen Sie den frischesten Fisch natürlich auf dem Fischmarkt. Andernfalls gibt es den frischesten Fisch in der Tiefkühltheke. Schließlich werden die Fische direkt nach dem Fang noch auf dem Fangschiff bei -40 °C tiefgefroren. So bleiben Qualität, Inhalts- und Nährstoffe bis zum Verkauf bestens erhalten.

Die besten tierischen Eiweißlieferanten

Fisch	Eiweißgehalt pro 100 g
Aal, geräuchert	14 g
Barsch	18 g

Bismarckhering	16 g
Brathering	17 g
Bückling, geräuchert	14 g
Dorade	18 g
Flunder	17 g
Forelle	19 g
Garnelen	19 g
Heilbutt	16 g
Hering	15 g
Hering, Konserve	15 g
Kabeljau	17 g
Karpfen	10 g
Krabben, Konserve	18 g
Lachs, frisch	18 g
Makrele	12 g
Makrele, geräuchert	14 g
Matjeshering	16 g
Ölsardinen	24 g
Rollmops	10 g
Rotbarsch	18 g
Sardine, frisch	20 g
Schellfisch	18 g
Schleie	17 g
Scholle	10 g
Seelachs	18 g
Seeteufel	19 g
Seezunge	12 g
Steinbutt	8 g
Stremellachs	23 g

Thunfisch, frisch	22 g
Thunfisch, in Öl	24 g
Tintenfisch	12 g
Zander	19 g

Geflügel

Brathähnchen	15 g
Hähnchenbrust	19 g
Hähnchenschenkel	15 g
Hühnerfleisch, weiß	27 g
Entenbrust	18 g
Gänsebrust	15 g
Pute/Truthahn	23 g
Putenbrust	24 g
Suppenhuhn	20 g

Fleisch

Corned Beef	21 g
Hackfleisch, gemischt	17 g
Hammelfleisch	20 g
Hirsch	16 g
Kalbfleisch	16 g
Kalbsleber	19 g
Kalbsniere	15 g
Kaninchen, Hase	18 g
Lamm	14 g
Rinderfilet	23 g
Rehrücken	16 g
Rinderleber	18 g

Rinderhack	20 g
Rinderzunge	12 g
Rindfleisch, fett	14 g
Rindfleisch, mager	15 g
Rumpsteak	19 g
Schweinefilet	20 g
Schweinefleisch, fett	11 g
Schweinefleisch, mager	19 g
Schweineleber	19 g
Schweineschnitzel, natur	21 g

Milch

Buttermilch	4 g
Kokosnussmilch	2 g
Kondensmilch (10 %)	9 g
Kuhmilch	4 g

Milchprodukte

Bergkäse	35 g
Camembert (23 % Fett i. Tr.)	23 g
Camembert (45 % Fett i. Tr.)	21 g
Chester (50 % Fett i. Tr.)	25 g
Edamer (30 %)	25 g
Edamer (40 %)	24 g
Emmentaler (45 %)	28 g
Feta	17 g
Frischkäse (60 %)	15 g
Gouda (45 %)	24 g
Halloumi	20 g

Harzer Käse (< 10 %)	27 g
Hüttenkäse	13 g
Mozzarella	15 g
Parmesan	37 g
Quark (20 %)	13 g
Roquefort	21 g
Tilsiter (45 %)	26 g
Weichkäse (20 %)	26 g
Ziegenkäse	28 g

Eier

1 Hühnerei	8 g
1 Hühnereigelb	10 g
1 Hühnereiweiß	6 g

Was sind komplexe, hochwertige Kohlenhydrate und was bewirken sie im Körper?

Im Kapitel »Die perfekte Ernährungsökonomie mit Powerfood« (siehe Seite 107) haben wir uns damit beschäftigt, dass es im Rahmen der Kraftstoff-Diät sinnvoll ist, eine geringe Menge an Kohlenhydraten pro Tag (höchstens 50 g) aufzunehmen. Zwar sind Kohlenhydrate für den Körper entbehrlich, sie sind aber trotzdem zu empfehlen, weil sie uns als Energielieferant gute Dienste leisten, den Stoffwechsel auf Trab halten und helfen, Heißhungerattacken zu vermeiden.

Natürlich kommt es auch hier darauf an, dass Sie die »richtigen« Kohlenhydrate wählen, um den Abnehmturbo Ketose anzuheizen. Dabei geht es darum, durch eine reduzierte Zufuhr von Kohlenhydraten den Stoffwechsel auf Fettverbrennung zu trainieren. Zur Erinnerung: Die ketogene Diät bringt Ihren Körper nach einer gewissen Umstellungsphase von ein paar Wochen in einen ketogenen Zustand. Es entsteht also ein aktiver Fettstoffwechsel, der seine Energie vor allem aus Nahrungsfett und vorhandenem Körperfett bezieht. Um auf ganz einfache Weise festzustellen, ob Ihr Körper bereits gelernt hat, vor allem Fett zu verbrennen – also sich im ketogenen Zustand befindet, nutzen Sie die auf Seite 37 beschriebenen Teststreifen »Ketostix®«.

Voraussetzung für all dies ist, dass die Zufuhr von Kohlenhydraten auf ein Minimum reduziert wird, zugunsten einer vor allem fettreichen, aber auch eiweißreichen Kost. Maximal 50 Gramm Kohlenhydrate am Tag sollten es sein, sonst kann sich der Körper nicht umstellen. Zugegeben: Für Brot-, Nudel- oder Reisliebhaber ist das eine echte Herausforderung. Umso wichtiger, dass Sie die Produkte sehr sorgfältig auswählen. Um Sie dabei zu unterstützen, stellen wir Ihnen die geeignetsten Lieferanten für gesunde Kohlenhydrate weiter unten vor. Doch zunächst befassen wir uns damit, wie Kohlenhydrate im menschlichen Körper arbeiten.

Von einfachen und komplexen Kohlenhydraten

Was sind überhaupt hochwertige Kohlenhydrate? Unterschieden wird grundsätzlich in »einfache« und »komplexe« Kohlenhydrate – abhängig davon, wie viele Zuckermoleküle sie enthalten.

Da gibt es zunächst die aus nur einem Zuckermolekül bestehenden Einfachzucker, sogenannte Monosaccharide, dann die aus zwei Molekülen bestehenden Zweifachzucker (Disaccharide) und schließlich die aus drei oder mehreren Molekülen zusammengesetzten Mehrfachzucker, auch Polysaccharide genannt. Sie wirken aufgrund ihrer verschiedenen Struktur unterschiedlich im menschlichen Organismus.

Einfach- und Zweifachzucker treiben den Insulinspiegel in die Höhe

So brauchen beispielsweise die Monosaccharide wegen ihres einfachen Aufbaus gar nicht aufgespalten zu werden, und die

Verdauung beginnt im Mund

Kauen Sie beim Essen ausreichend lange! Denn die Verdauung der Kohlenhydrate beginnt mit einer sorgfältigen Nahrungszerkleinerung im Mund. Das Enzym Alpha Amylase leistet hier schon Vorarbeit. Die Hauptaufgabe übernimmt dann der Dünndarm, wo die Zuckermolekülketten der Kohlenhydrate in die Einfachzucker Fruktose und Glukose zerlegt werden. Diese gehen dann ins Blut und werden zu den Zellen in Leber und Muskeln transportiert, wo sie zur Energiegewinnung für den gesamten Organismus genutzt werden.

Je höher der Anteil an komplexen Kohlenhydraten an Ihrer Tagesration, desto weniger beanspruchen Sie die Bauchspeicheldrüse, und desto stabiler bleibt Ihr Blutzuckerspiegel. Und desto einfacher gelingt Abnehmen.

Disaccharide werden in kurzer Zeit zerteilt. Das bedeutet, diese Zuckermoleküle stehen dem Körper, insbesondere dem Gehirn, sehr rasch zur Verfügung, weil sie entsprechend schnell vom Verdauungssystem in Glukose umgewandelt werden und ins Blut gelangen, um in Leber und den Muskeln dafür genutzt zu werden, Energie für den gesamten Organismus zu gewinnen.

Das ist vor allem dann nützlich, wenn in Ausnahmesituationen wie etwa bei Prüfungen oder Wettkämpfen besonders schnell besonders viel Energie in Gehirn oder Muskeln gebraucht wird. Deshalb wird in solchen Fällen gerne zum bekannten Monosaccharid »Traubenzucker« gegriffen. Allerdings verpufft die Wirkung ziemlich schnell wieder, im normalen Alltag ist dieser Effekt deshalb weniger wünschenswert. Denn der plötzlich auftretende hohe Zuckergehalt im Blut löst biochemischen Alarm aus, sodass entsprechend viel Insulin ausgeschüttet wird, das die Aufgabe hat, den Blutzuckerspiegel ebenso rasch zu senken, wie er entstanden ist.

Die Folge des nun wieder niedrigen Blutzuckerspiegels: Der Körper verlangt »zuckerhaltigen« Nachschub. Heißhunger entsteht – vor allem nach Süßem oder kohlenhydratreicher Kost – und der »Zucker-Kreislauf« beginnt von vorn.

Bei übermäßigem bzw. hauptsächlichem Verzehr von einfachen Kohlenhydraten befindet sich der Körper auf diese Weise ständig im »Notprogramm« – verursacht durch das sprunghafte Rauf und Runter des Zuckerspiegels. Als Lösung lagert er Zuckerüberschüsse als Fett ein – Übergewicht ist somit vorprogrammiert.

Mehrfachzucker machen satt

Im Gegensatz dazu verursachen Mehrfachzucker eine deutlich anhaltendere Sättigung. Der Grund ist die komplexe Struktur der Polysaccharide mit ihren langen Molekülketten, für die der Körper logischerweise mehr Zeit und Energie benötigt, um sie zu zerlegen und für den Organismus in verwertbare Glukose umzuwandeln.

Die Glukose wird also nicht auf einen Schwung ins Blut abgegeben, wie bei Einfach- oder Zweifachzucker, sondern nach und nach. So steigt der Blutzuckerspiegel nur langsam und hält über einen längeren Zeitraum das gleiche Niveau. So verbleibt die gewonnene Energie länger im Körper und hat ein anhaltendes Sättigungsgefühl zur Folge. Hunger und Fressattacken bleiben aus. Außerdem ist der Körper bis zur nächsten

Mahlzeit ausreichend mit Energie versorgt, um leistungsfähig zu sein – vor allem auch das Gehirn. Und genau diese Wirkung macht den Mehrfachzucker zum idealen Baustein der Kraftstoff-Diät.

Alle Mehrfachzucker kommen in »komplexen Kohlenhydraten« vor. Diese sind vor allem in Gemüse, aber auch in Vollkornprodukten, unbehandelten Getreidesorten und Hülsenfrüchten enthalten, die wiederum auch viele Vitamine und Ballaststoffe liefern. Im Rahmen der Kraftstoff-Diät empfehlen wir Ihnen deshalb Lebensmittel mit langkettigen Kohlenhydraten.

Faustregel

- Gemüse, das über der Erde wächst, ist eher kohlenhydratarm. Zum Beispiel Paprika, Zucchini, Gurken und Salat.
- Gemüse, das unter der Erde wächst, enthält dagegen mehr Kohlenhydrate. Zum Beispiel Kartoffeln, Sellerie, Rote Bete und Karotten.

Die besten Lieferanten von komplexen Kohlenhydraten

Gemüse	Kohlenhydratanteil in 100 g
Blattsalat	2,0 g
Blumenkohl	1,7 g
Bohnen, grün	4,3 g
Brokkoli	7,0 g
Erbsen	14,0 g
Grünkohl	9,0 g
Karotten	10,0 g
Paprika, grün	3,0 g
Pilze	0,8 g
Spargel	2,0 g
Spinat	3,6 g
Tomaten	2,7 g
Zucchini	2,4 g

sonstige Lebensmittel	
Hülsenfrüchte	16,0 g
Mandeln	22,0 g
Nüsse	21,0 g
Apfel	11,0 g
Birne	12,0 g
Wassermelone	15,0 g
Trockenobst	83,0 g
Leber	3,8 g

Diese Produkte sollten Sie meiden

Lebensmittel mit kurzkettigen Kohlenhydraten sollten überhaupt nicht oder nur sehr selten auf Ihrem Speiseplan stehen. Das gilt nicht nur für das 6-Wochen-Programm der Kraftstoff-Diät, sondern grundsätzlich. Dazu gehören beispielsweise folgende Produkte:

- Alkohol
- Blattgemüse
- Bier
- Fruchtzucker (Fruktose)
- Gerste
- Haushaltszucker
- Honig
- Hefe
- Kuchen
- Limonaden, Softdrinks
- Malzzucker (Maltose)
- Milch, Milchprodukte
- Rohr- und Rübenzucker
- Softdrinks
- Süßigkeiten, süßes Gebäck
- Traubenzucker
- Weißmehlprodukte

Was darf's sein?

Seien wir ehrlich. Das Bewegungsprogramm im Rahmen der Kraftstoff-Diät ist ziemlich anspruchsvoll und anstrengend. Man kriegt eben nichts geschenkt auf dem Weg zu optimaler Fitness und körperlicher Attraktivität. Und der Verzicht auf den größten Teil gewohnter und liebgewonnener Kohlenhydrate ist für die meisten auch alles andere als einfach.

Bewusster Einkauf und richtige Vorratshaltung

Deshalb empfehlen wir Ihnen: Machen Sie es sich so leicht wie möglich, die sechs Wochen der Kraftstoff-Diät erfolgreich durchzuziehen. Und zwar mit dem richtigen Einkauf und der richtigen Vorratshaltung! Misten Sie Kühlschrank, Vorratskammer und Tiefkühlfach konsequent aus – alles muss raus, was nicht zum Kraftstoff-Ernährungsplan passt. Seien Sie unbarmherzig mit allen »schlechten« Fetten und Kohlenhydraten, die nicht nur Ihren Fitness- und Abnehmerfolg gefährden, sondern auch Ihre Gesundheit. Immer mit dem Ziel vor Augen, sowohl Ihrem Körper als auch Ihrem Geist etwas Gutes zu tun. Denn ohne diese »Verführer« im Haus kommen Sie erst gar nicht in Versuchung, auf ungeeignete Lebensmittel zuzugreifen, nur weil sie eben gerade da sind.

Schauen Sie hin beim Einkaufen

Eins ist sicher: Selbst Menschen mit einem starken Willen fallen in schwachen Momenten in alte Gewohnheiten zurück. Und das sollten Sie sich so schwer wie möglich machen. Lassen Sie deshalb in Zukunft beim Einkaufen ungeeignete Nahrungsmittel im Regal stehen. Achten Sie auf Qualität statt Quantität. So sind Bio-Produkte meist besser als konventionelle, und vielleicht gibt es in Ihrer Nähe einen Wochenmarkt, auf dem Sie frisches Gemüse, Obst sowie Fleisch und Geflügel aus der Region erhalten.

Gewöhnen Sie sich außerdem an, beim Einkauf die Listen der Inhaltsstoffe zu studieren. Sie werden staunen, wie viel Salz, Zucker, schlechtes Fett und Zusatzstoffe viele der Gläser, Dosen und Tiefkühlpackungen enthalten. Diese lassen Sie dann besser stehen. Wenn Sie es ganz genau wissen wollen: Bei Greenpeace und bei der Deutschen Gesellschaft für Ernährung (DGE) erhalten Sie kostenlose Broschüren über gesundheitsschädliche Zusatz- und Konservierungsstoffe in Nahrungsmitteln.

Für Ihre neue Vorratshaltung ist eine gute Planung wichtig. Überlegen Sie sich vorher, was Sie in der Woche kochen und essen möchten, und kaufen Sie gezielt dafür ein. So geraten Sie auch nicht in Versuchung, nach dem Lustprinzip einzukaufen.

Im Folgenden listen wir auf, welche Grundnahrungsmittel Sie stets zu Hause haben sollten, um schmackhafte, gesunde Gerichte zu zaubern, die zum Erfolg Ihrer Kraftstoff-Diät beitragen, weil Sie Ihre Ketose unterstützen und damit Ihre Fettverbrennung ankurbeln.

Das sollten Sie in Ihrer Vorratskammer haben

- Nüsse (Walnüsse, Haselnüsse, Mandeln etc.)
- Kerne (Kürbis-, Sonnenblumen-, Pinienkerne etc.)
- Samen (Chia-, Lein-, Hanfsamen etc.)
- Fisch in der Dose
- Low-Carb-Nudeln
- Low-Carb-Reis
- Trockenfrüchte, ungeschwefelt
- Schokolade ab 80 % Kakaoanteil
- Fette und Öle – immer kaltgepresst: Olivenöl, Rapsöl, Leinöl, Walnussöl, Kokosöl
- *Zum Würzen*: Senf, Tomatenmark, Oliven, Zwiebeln, Kapern, Knoblauch, Ingwer, Tamari, Meerrettich, Zitro-

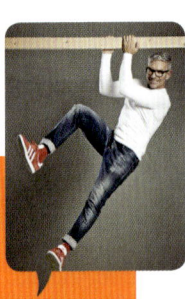

Tipp: Powerfrühstück mit Samencocktail

Dieses Powerfrühstück deckt bereits zwei Drittel der täglichen Proteinanforderung! Mischen Sie

- 60 g Sojadessert mit
- 15 g Chiasamen,
- 15 g Leinsamen,
- 15 g Hanfsamen,
- 3 g Macapulver,
- 4–5 ganzen Haselnüssen und
- 4–5 ganzen Macadamianüssen
- Trinken Sie dazu 500 Milliliter warmes Ingwerwasser.

nensaft (100 %), gekörnte Gemüsebrühe, Meersalz, Pfefferkörner, naturbelassene Kräuter und Gewürze – alles ohne Zusatzstoffe und Glutamat

Das sollten Sie in Ihrem Kühlschrank haben

- Eier
- Milch 3,5 %
- Sojamilch
- Käse, Frischkäse ab 40 %
- Naturjoghurt
- Quark 40 %
- Butter
- Butterschmalz
- Und je nach Speiseplan frische Produkte aus unseren Lebensmittellisten auf den Seiten 132, 150 und 161: frisches Fleisch, frischer Fisch, frischer Salat, frisches Gemüse und Obst

Das sollten Sie in Ihrem Gefrierschrank haben

- Fettfisch – morgens rausnehmen, abends zubereiten
- Fleisch, portioniert – morgens rausnehmen, abends zubereiten
- Meeresfrüchte
- Gemüse, natur (Erbsen, Bohnen, Karotten, Gemüsemischungen)
- Beeren, natur (Himbeeren, Blaubeeren, Beerenmischungen)
- Kräuter (Petersilie, Dill, Schnittlauch etc.)

Darauf sollten Sie verzichten

Die folgenden Produkte sollten Sie aussortieren und nicht wieder auf die Einkaufsliste setzen:

- Haushaltszucker: Weißer Haushaltszucker liefert keine wichtigen Nährstoffe, sondern nur viele Kohlenhydrate. Auch im braunen, mit Melasse eingefärbten Haushaltszucker steckt übrigens nicht mehr drin. Vorsicht vor allem vor verstecktem Zucker: Er ist nicht nur in Süßigkeiten, Fertigdesserts, Gebäck, Limonaden und Cola reichlich enthalten, sondern beispielsweise auch in Fertiggerichten, Fruchtnektar, Fertigsoßen oder Ketchup.
- Schlechte Fette: Ungesunde Transfette stecken vor allem in Fertiggerichten, Fastfood, Pommes frites, Tiefkühlpizza und anderen industriell verarbeiteten Lebensmitteln.
- Weißes Mehl (Type 405): Zum Herstellen von Weißmehl werden die Außenschichten und der Keim des Getreidekorns entfernt. Dadurch bleibt es zwar länger haltbar, besitzt aber keinerlei ernährungsphysiologisch wertvollen Substanzen mehr. Dasselbe gilt für Produkte aus Weißmehl: Weißbrot, Gebäck, Croissants, Kuchen, Kekse, Nudeln etc.
- Polierter Reis: Auch hier werden auf Kosten der Nährstoffe die wertvollen Randschichten entfernt, um das Produkt möglichst haltbar zu machen.
- Fertigwürze: Sie enthält häufig künstliche Aromastoffe, Geschmacksverstärker (Natriumglutamat = der häufigste Geschmacks- und Appetitverstärker) und Essigessenz.
- Süßstoff: Die künstliche Süße liefert zwar keine Kalorien, kann jedoch appetitanregend wirken und so in den Hunger-Sättigungs-Zyklus eingreifen.

Das lässt sich aus den Zutaten zaubern

In den folgenden zehn Rezepten sind die Vorgaben für die Kraftstoff-Ernährung umgesetzt: Sie enthalten viel hochwertiges Fett und Eiweiß, wenig komplexe Kohlenhydrate und schmecken sehr lecker!

Avocado mit Thunfischfüllung (Für 1 Portion)

1 kleine Zwiebel
120 g Thunfisch, aus der
Dose im eigenen Saft
2 EL Limettensaft
Salz
Pfeffer
1 reife Avocado
frische gehackte
Petersilie

1. Die Zwiebel fein hacken und zusammen mit dem Thunfisch in eine Schüssel geben. Mit Limettensaft, Salz und Pfeffer würzen.

2. Die Avocado halbieren und den Kern entfernen. Das Avocadofleisch längs und quer mit dem Messer einritzen, dann lässt es sich besser löffeln.

3. Die Avocadohälften mit der Thunfischmasse füllen, mit gehackter Petersilie bestreuen und servieren.

Knoblauch-Garnelen mit Aioli und Brokkoli (Für 1 Portion)

Für die Aioli
2–4 Knoblauchzehen
200 ml gutes, sehr mildes
    Olivenöl
½ TL Salz
Pfeffer
1 Eigelb
1 TL Zitronensaft

Für die Knoblauchgarnelen
1 rote Peperoni
10 Knoblauchzehen
60 ml Olivenöl
80 g Butter
15 große Garnelen
    (King Prawns)
60 ml Gemüsebrühe
Salz
Pfeffer
2 EL Petersilie, gehackt

Für den Brokkoli
300 g Brokkoli
Salz
1 EL Butter
Muskat

1. Für die Aioli je nach Geschmack zwei bis vier Knoblauchzehen durch die Presse drücken und zusammen mit Olivenöl, Salz, Pfeffer und Eigelb in ein schmales hohes Gefäß geben. Mit dem Stabmixer nach ganz unten eintauchen und das Gerät erst während des langsamen Hochziehens einschalten. Drei- bis viermal auf und ab mixen.

2. Brokkoli waschen und in Röschen zerteilen. Ein Liter gesalzenes Wasser zum Kochen bringen, darin den Brokkoli etwa fünf Minuten abgedeckt gar kochen, abgießen und mit kaltem Wasser abschrecken. Im noch warmen Topf die Butter erwärmen, den Brokkoli darin schwenken und mit Salz und Muskat würzen.

3. Für die Garnelen die Peperoni längs halbieren, entkernen und fein würfeln, die Knoblauchzehen schälen. Das Öl in einer Pfanne erhitzen, Butter, Peperoni und fünf gepresste Knoblauchzehen dazugeben. Das Ganze unter Rühren drei Minuten dünsten. Nun die Garnelen hineingeben und den restlichen gepressten Knoblauch darauf verteilen. Die Garnelen drei Minuten rosa braten, dann wenden und mit der Gemüsebrühe aufgießen. Die Garnelen weitere vier Minuten fertig braten. Vor dem Servieren salzen, pfeffern und mit gehackter Petersilie bestreuen.

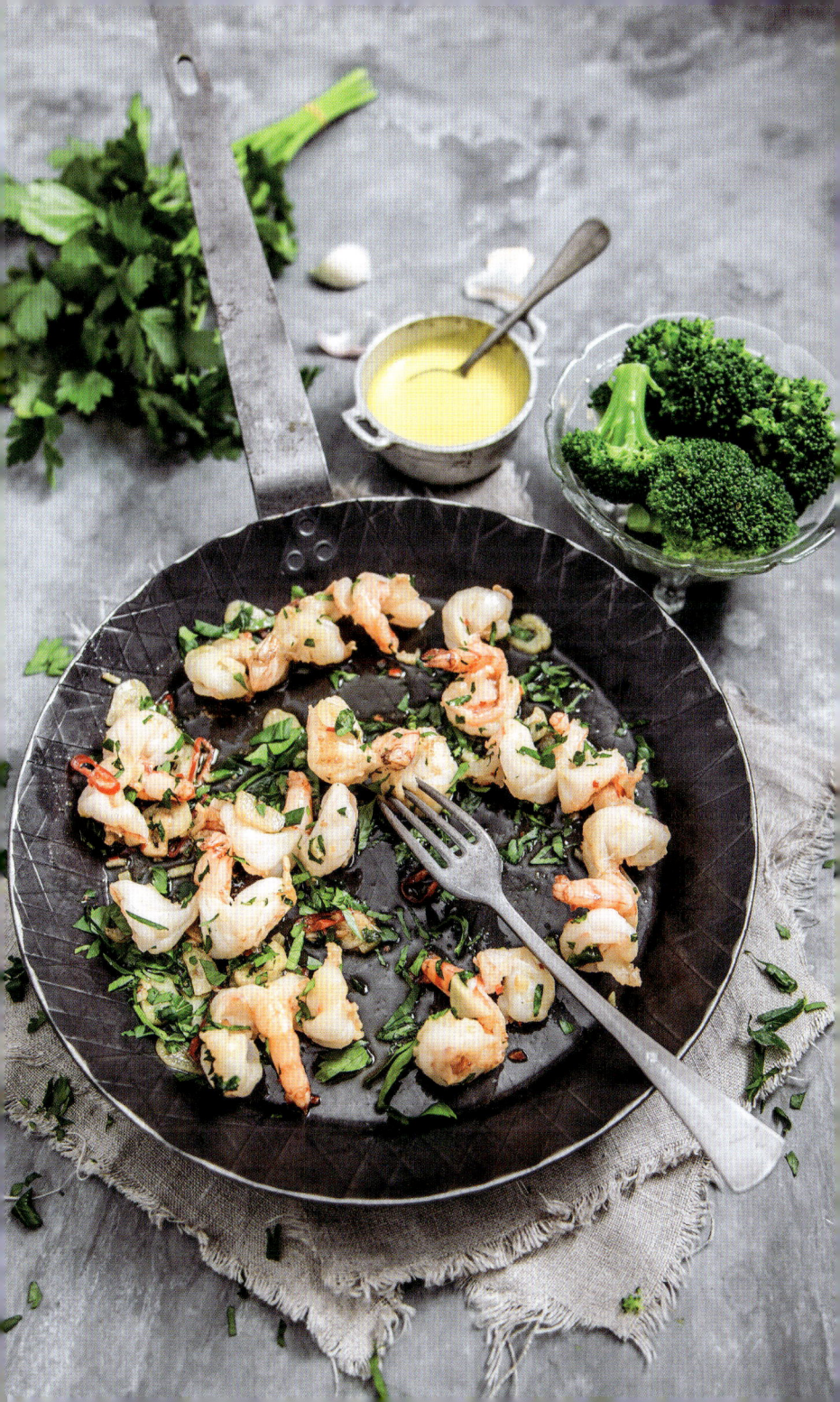

Low-Carb-Tagliatelle
in Pilzrahmsoße (Für 1 Portion)

60 g Low-Carb-
   Tagliatelle (8 g KH)
Salz
250 g frische Egerlinge
1 Zwiebel
250 ml Sahne
1 EL Butter
1–2 TL gekörnte
   Gemüsebrühe
Pfeffer
Muskat
Majoran
50 g frisch geriebenen
   Parmesan
gehackte Petersilie

1. Die Nudeln in 1 l kochendem Wasser mit 1,5 TL Salz etwa 20 bis 25 Minuten kochen.

2. Inzwischen die Pilze putzen und in Scheiben schneiden, die Zwiebeln abziehen und klein würfeln.

3. In einer Pfanne die Butter erhitzen, darin die Zwiebeln anbraten, bis sie leichte Farbe annehmen. Die Sahne angießen und kurz einkochen lassen. 2 EL Wasser mit der gekörnten Brühe einrühren und die Sauce mit Salz, Pfeffer, Muskat und Majoran würzen.

4. Sobald die Soße etwas andickt, die Pilze dazugeben, alles einmal aufkochen und fünf Minuten bei mittlerer Hitze garen lassen.

5. Die Nudeln abgießen und in die Pilzsoße geben. Üppig mit Parmesan und Petersilie bestreuen.

Hähnchenbrustfilet im Speckmantel
mit Blumenkohl (Für 1 Portion)

2 Hähnchenbrustfilets
  à 200 g
2 Scheiben Emmentaler
Salz
Pfeffer
Paprika
4 Scheiben durchwachsener
  Speck
3 EL Rapsöl
300 g Blumenkohl
2 EL Butter
Muskat

1. In die Hähnchenbrustfilets jeweils seitlich eine Tasche schneiden und eine Scheibe Emmentaler hineinlegen. Das Filet mit Salz, Pfeffer und Paprika würzen und mit dem Speck umwickeln.

2. Den Backofen auf 120 °C vorheizen. Das Öl in einer feuerfesten Pfanne erhitzen und die Fleischpäckchen auf beiden Seiten kurz und scharf anbraten. Dann die Pfanne in den Backofen stellen und das Fleisch in 20 Minuten fertig garen.

3. Inzwischen den Blumenkohl putzen, in Röschen zerteilen und in wenig gesalzenem Wasser fünf bis zehn Minuten garen. Die Flüssigkeit abgießen und den Blumenkohl in eiskaltem Wasser abschrecken. Im noch warmen Topf die Butter schmelzen lassen und den Blumenkohl darin schwenken. Mit Salz und Muskat würzen.

Knusper-Schnitzel mit Sahnewirsing (Für 1 Portion)

Für den Sahnewirsing

½ kleiner Wirsingkopf
1 kleine Zwiebel
1 Scheibe durchwachsener
    Speck
2 EL Rapsöl
Salz
Pfeffer
250 ml Sahne
Muskat

Für die Schnitzel

2 Schweine- oder
    Kalbsschnitzel à 200 g
Salz
Pfeffer
Paprika
2 kleine Eier
5 EL Sahne
10 EL weißes Mandelmehl
50 g frisch geriebener
    Parmesan
200 ml Olivenöl

1. Die äußeren Blätter des Wirsingkopfs und den Strunk entfernen. Den Wirsing in schmale Streifen schneiden, waschen und abtropfen lassen. Die Zwiebel abziehen und würfeln, den Speck klein schneiden.

2. Das Öl in einer Pfanne erhitzen, darin Zwiebeln und Speck anbraten, bis sie Farbe bekommen. Den Wirsing in die Pfanne geben, salzen, pfeffern, einen Schuss Wasser dazugeben und den Wirsing bei geschlossenem Deckel 20 Minuten garen.

3. Die Schnitzel trockentupfen, mit Salz, Pfeffer und Paprika würzen. Die Eier in einem Teller mit der Sahne verquirlen. Auf zwei weiteren Tellern das Mandelmehl und den Käse verteilen. Die Schnitzel zuerst in der Eisahne, dann im Mandelmehl wenden. Noch einmal kurz durch die Eisahne ziehen und dann im Parmesan wenden. Den Vorgang wiederholen, damit die Panade schön dick wird.

4. Das Olivenöl in der Pfanne erhitzen und die Schnitzel von beiden Seiten goldgelb braten. Auf Küchenkrepp abtropfen lassen.

5. Die Sahne und etwas Muskat zum Wirsing geben und abschmecken.

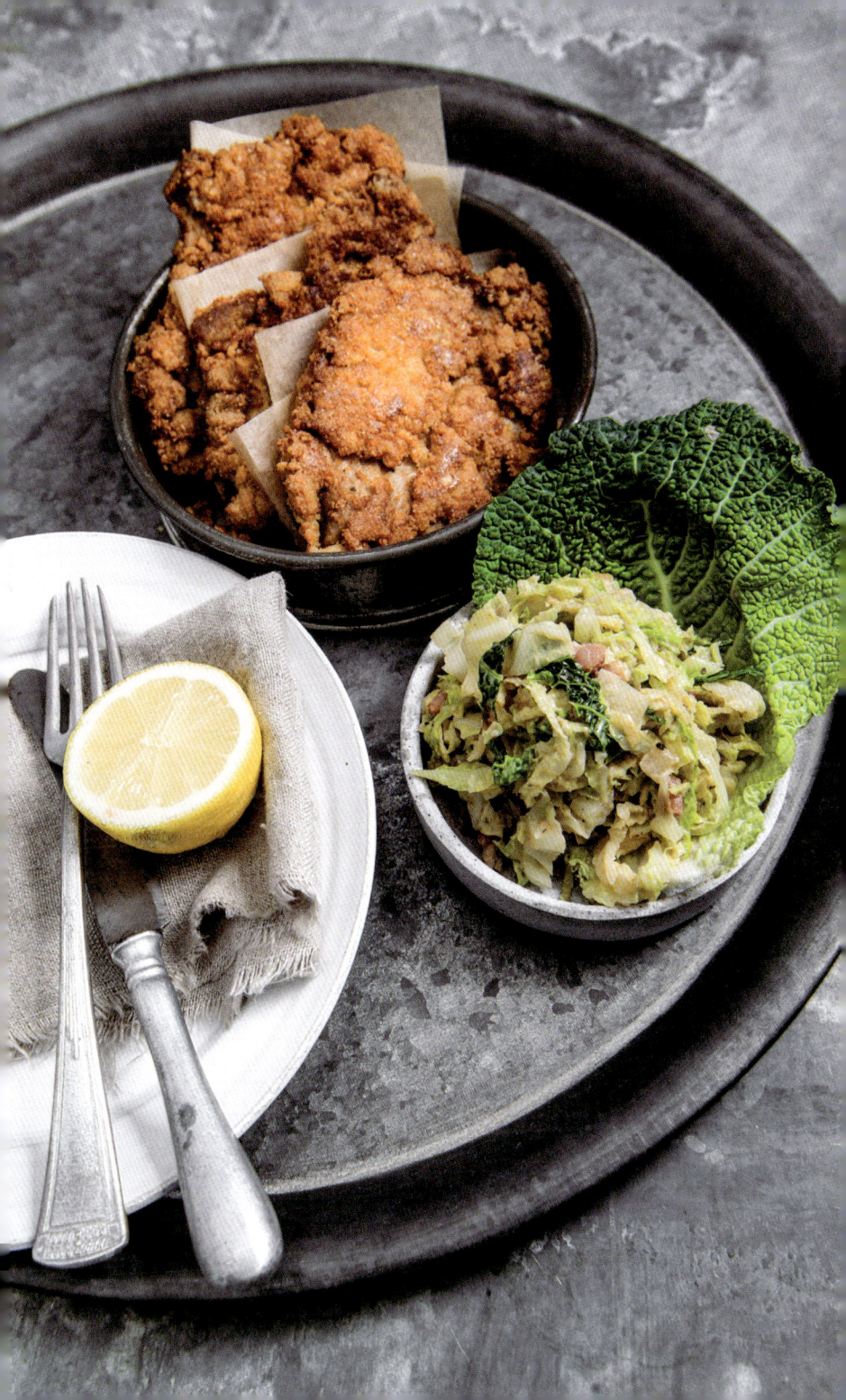

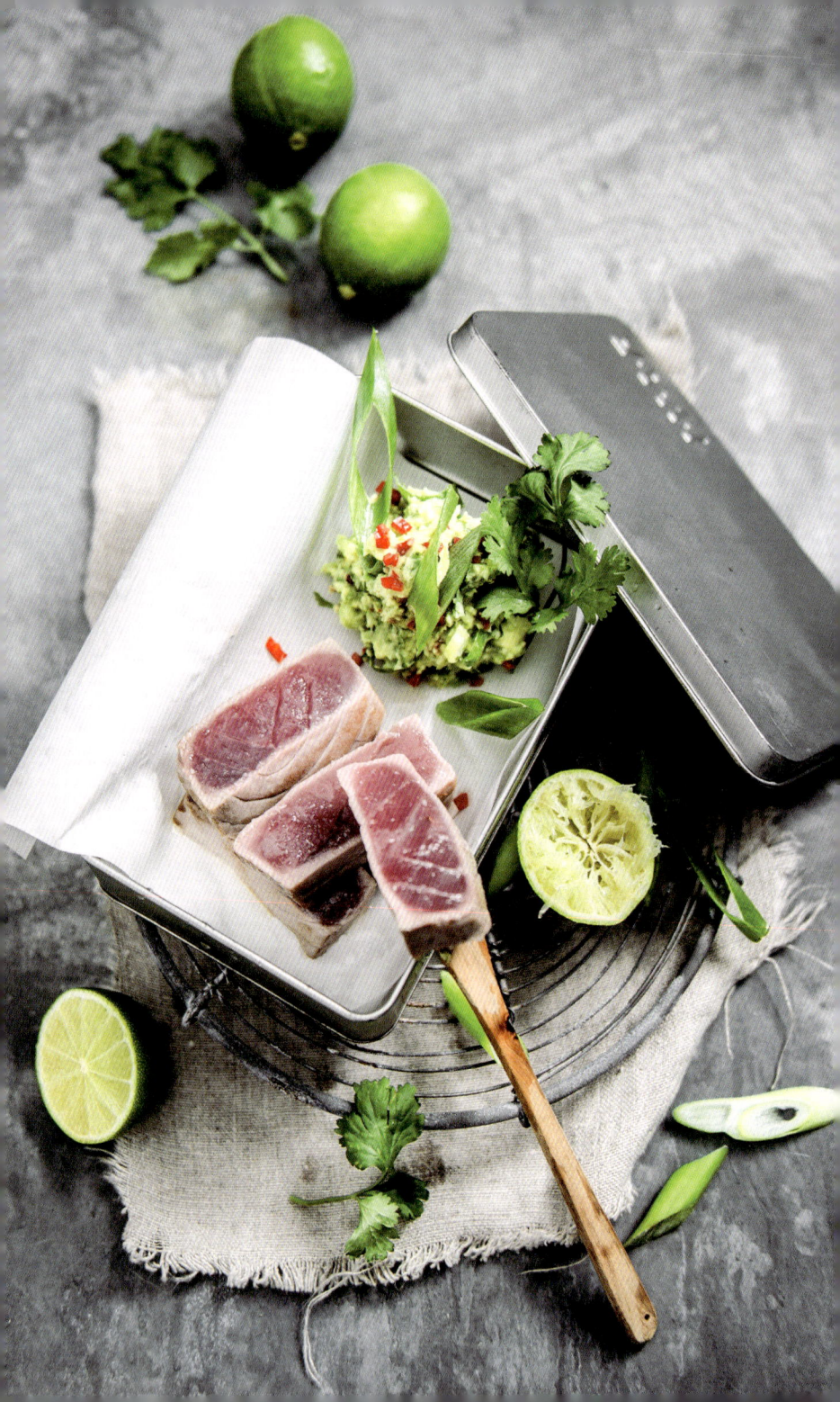

Thunfischsteak mit Avocadocreme (Für 1 Portion)

2 Frühlingszwiebeln
1 Peperoni
½ Bund Koriander
1 Avocado
Salz
Pfeffer
Limettensaft
2 Thunfischsteaks
   à 150 g
2 EL Olivenöl

1. Die Frühlingszwiebeln putzen und in feine Ringe schneiden. Die Peperoni längs halbieren, entkernen und fein würfeln. Den Koriander waschen, trockentupfen und hacken.

2. Die Avocado halbieren, den Kern entfernen und das Fruchtfleisch in eine kleine Schüssel löffeln. Mit Salz, Pfeffer und Limettensaft mischen und pürieren. Peperoni und die Hälfte der Frühlingszwiebeln untermischen.

3. Das Öl in einer Pfanne erhitzen, den Thunfisch darin von beiden Seite jeweils ein bis zwei Minuten braten und mit Salz und Pfeffer würzen. Mit den restlichen Frühlingszwiebeln bestreuen.

Putengeschnetzeltes in Paprikasoße
mit Brokkoli (Für 1 Portion)

400 g Putenbrust
Salz
Pfeffer
Zitronensaft
je 1 rote und gelbe
*   Paprikaschote*
1 Zwiebel
1 Knoblauchzehe
2 EL Rapsöl
1 TL Tomatenmark
Chiliflocken
70 g Tomaten, stückig
*   (Konserve)*
300 ml Sahne
400 g Brokkoli
1 EL Butter
Muskat
100 g Erbsen, TK
Majoran
Curry
1 TL Guarkernmehl

1. Die Putenbrust in schmale Streifen schneiden, in eine Schüssel geben, mit Pfeffer, Salz und Zitronensaft würzen, gut mischen und 30 Minuten ziehen lassen.

2. Inzwischen die Paprikaschoten waschen, putzen und in Stücke schneiden. Zwiebel und Knoblauch schälen und würfeln.

3. Das Öl in einer Pfanne erhitzen. Darin das Fleisch kurz scharf anbraten, das Tomatenmark unterrühren, dann alles aus der Pfanne nehmen und zur Seite stellen.

4. Nun die Paprikastücke in die Pfanne geben, mit Salz, Pfeffer und Chiliflocken würzen und mit dem Fleischsaft anbraten. Zwiebeln, Knoblauch und Tomaten dazugeben. Kurz einkochen lassen, dann die Sahne unterrühren und 15 Minuten köcheln lassen.

5. Den Brokkoli in Röschen zerteilen, waschen und in wenig gesalzenem Wasser fünf Minuten kochen, bis er weich ist. Abgießen und in eiskaltem Wasser abschrecken. Die Butter schmelzen lassen, den Brokkoli darin schwenken und mit Muskat würzen.

6. Die Paprikasoße vom Herd nehmen und mit einem Pürierstab oder im Mixer pürieren. Zurück auf den Herd stellen, das Fleisch zusammen mit den Erbsen hineingeben und ein paar Minuten erhitzen. Mit Salz, Pfeffer, Majoran und Curry würzen und mit Guarkernmehl binden.

Mediterrane Hähnchenrouladen mit Schmorgemüse

(Für 1 Portion)

Für die Rouladen

4 Hähnchenschnitzel
à 100 g
Salz
Pfeffer
Paprika
Zitronensaft
150 g Kräuterfrischkäse
1 Zwiebel
1 Knoblauchzehe
4 Scheiben luftgetrockneten
Schinken (Prosciutto)

Für das Schmorgemüse

100 g Cocktailtomaten
200 g Zucchini
200 g Karotten

Für die Soße

400 ml Sahne
1 EL gekörnte Gemüse-
brühe
Salz, Pfeffer
Thymian, getrocknet
Rosmarin, getrocknet
Chilliflocken
1 TL Guarkernmehl
Petersilie, frisch

1. Hähnchenschnitzel waschen, mit dem Handballen etwas flach klopfen. Das Fleisch mit Salz, Pfeffer und Paprika würzen, mit Zitronensaft beträufeln und mit Frischkäse bestreichen.

2. Zwiebel und Knoblauch abziehen, in Streifen schneiden und auf den Schnitzeln verteilen. Jeweils eine Scheibe Schinken darauflegen, die Schnitzel aufrollen und mit Zahnstochern fixieren.

3. Cocktailtomaten waschen und halbieren. Zucchini und Karotten waschen, putzen und in Scheiben schneiden.

4. Den Backofen auf 150 °C vorheizen. Das Öl in einem Bräter erhitzen und die Rouladen darin auf allen Seiten kurz scharf anbraten. Das Fleisch herausnehmen.

5. Zucchini und Karotten kurz anbraten, die Rouladen wieder in den Bräter geben, und das Ganze bei geschlossenem Deckel im Backofen etwa 25 Minuten fertig garen.

6. Die Sahne mit Gemüsebrühe, Salz, Pfeffer, Thymian, Rosmarin und Chiliflocken ein paarmal aufkochen lassen. Vor dem letzten Aufkochen mit Guarkernmehl binden.

7. Petersilie waschen und hacken.

8. Die Rouladen mit dem Gemüse und der Sahnesauce servieren und alles mit Petersilie bestreuen.

Rinderfilet im Speckmantel mit Selleriepüree (Für 1 Portion)

Für die Filets

2 Rinderfiletsteaks
    à 150 g
4 Baconscheiben
2 Knoblauchzehen
Rapsöl
frischer Rosmarin
10 g Butter
Salz
Pfeffer

Für das Selleriepüree

400 g Knollensellerie
1 Peperoni
Schnittlauch
Petersilie
Salz
250 ml Sahne
1 EL Butter
Zitronensaft
Zucker
Cayennepfeffer

1. Die Steaks am Vorabend jeweils mit zwei Scheiben Bacon umwickeln, mit dem durchgepressten Knoblauch bestreichen und in ein flaches Gefäß legen. Mit Öl bedecken und mit Rosmarinzweigen belegen. Über Nacht im Kühlschrank ruhen lassen.

2. Am nächsten Tag den Sellerie schälen und in grobe Stücke schneiden. Die Peperoni längs aufschneiden und entkernen. Die Schote eine Minute in wenig kochendem Wasser blanchieren, abschrecken, trockentupfen und fein würfeln. Reichlich Schnittlauch und Petersilie waschen, trockentupfen und hacken.

3. Den Sellerie in leicht gesalzenem Wasser ca. 20 Minuten kochen, bis er weich ist.

4. Inzwischen 2 EL von der Fleischmarinade in einer Pfanne erhitzen. Die Steaks abtupfen und von beiden Seiten jeweils drei Minuten scharf anbraten. Jeweils ein Stück Butter darauflegen und bei nicht ganz geschlossenem Deckel auf der ausgestellten Platte zehn Minuten ruhen lassen. Vor dem Servieren salzen und pfeffern.

5. Den Sellerie abgießen und unter Zugabe der Sahne pürieren. Butter unterrühren, mit Salz, Zitronensaft, einer Prise Zucker und Cayennepfeffer würzen. Peperoni mit Schnittlauch und Petersilie unter das Selleriepüree mischen.

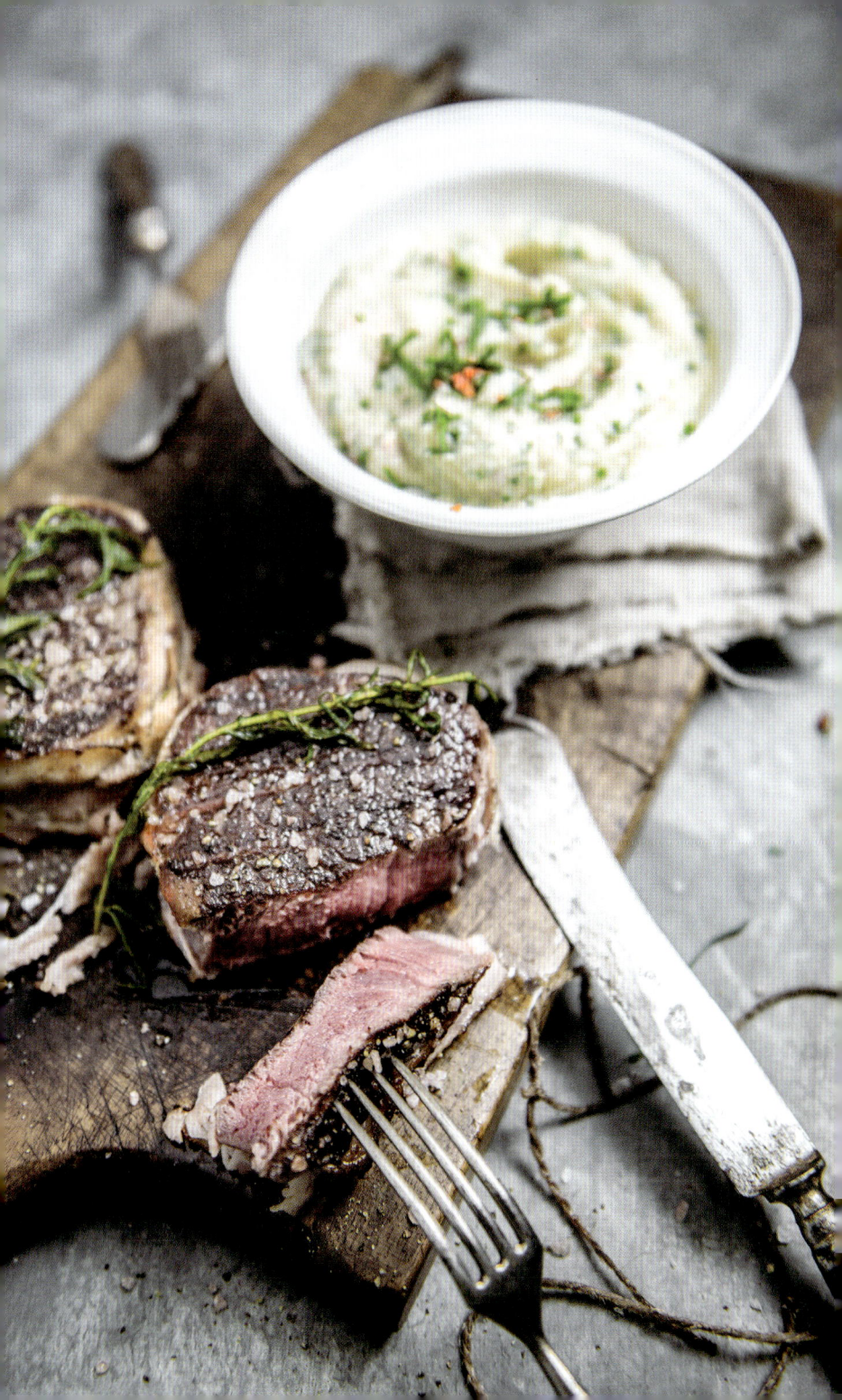

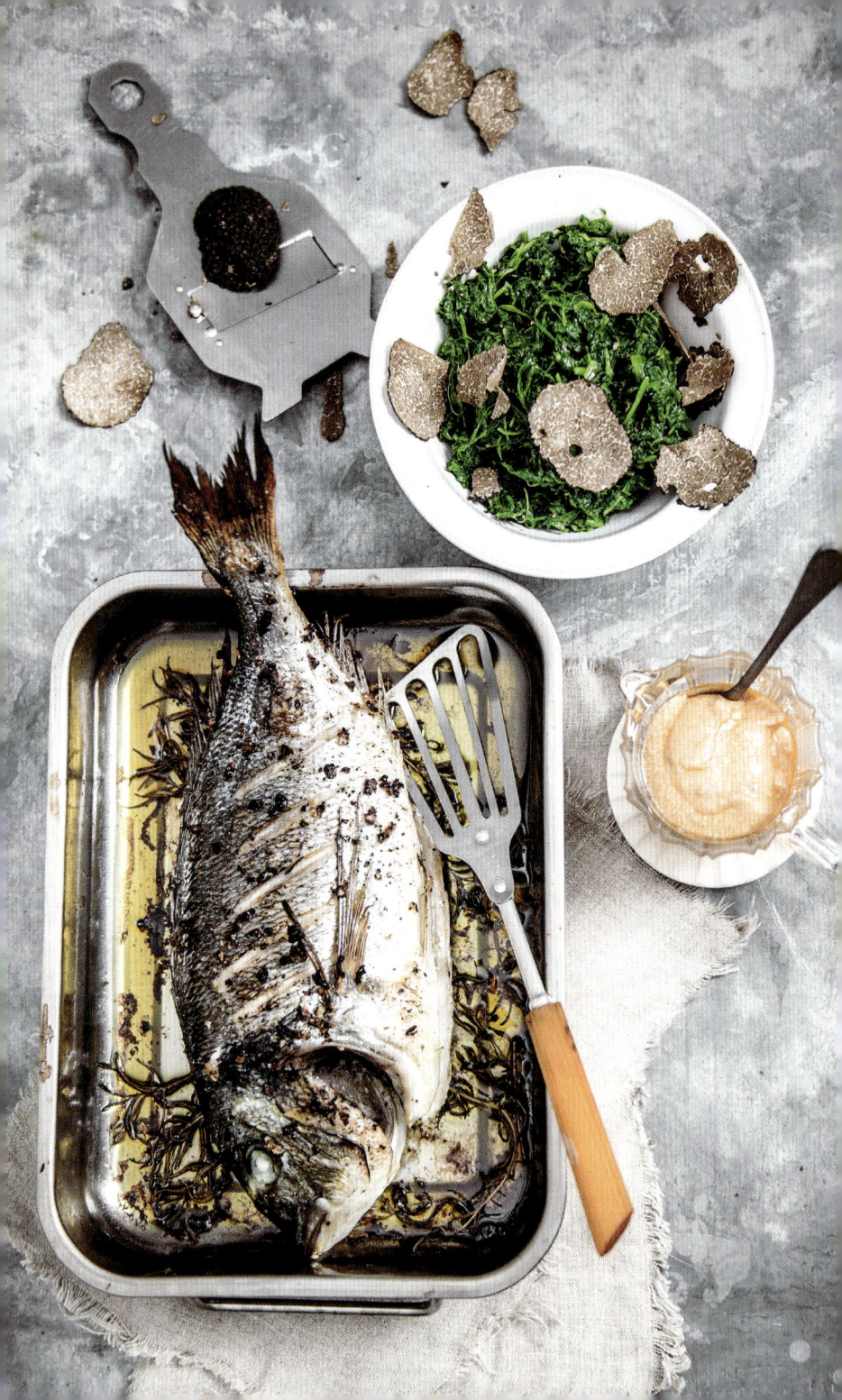

Dorade aus dem Ofen mit getrüffeltem Spinat und Fetacreme (Für 1 Portion)

Für die Dorade

1 Dorade 600 g
Salz
Pfeffer
5 EL Olivenöl
1 Rosmarinzweig
2 Knoblauchzehen
1 Zitrone

Für den Spinat

500 g frischer Spinat
4 EL Trüffelöl
Salz
Pfeffer
20 g Sommertrüffel, frisch
    oder im Glas

Für die Fetacreme

1 rote Peperoni
1 Knoblauchzehe
150 g Feta
1 TL Tomatenmark
80 ml Olivenöl

1. Den Backofen auf 200 °C Oberhitze vorheizen. Die Dorade innen und außen waschen und gründlich trockentupfen. Die Haut auf beiden Seiten mehrmals einschneiden, rundum salzen und pfeffern. Olivenöl und Rosmarin auf einem Backblech verteilen. Knoblauch schälen, durch die Presse drücken und den Fisch damit einreiben. Die Zitrone auspressen, den Fisch mit Zitronensaft beträufeln und auf das Backblech legen. Im Backofen auf der untersten Schiene etwa 20 Minuten garen.

2. In der Zwischenzeit den Spinat putzen und verlesen. In heißem Wasser zwei bis drei Minuten blanchieren, abgießen und abtropfen lassen. In einer Pfanne das Trüffelöl erhitzen, den Spinat zugeben, salzen und pfeffern. Vor dem Servieren frischen Trüffel über den Spinat reiben.

3. Für die Fetacreme die Peperoni längs halbieren, entkernen und klein schneiden. Den Knoblauch schälen und durch die Presse drücken. Fetakäse zusammen mit Peperoni, gepresstem Knoblauch, Tomatenmark und Olivenöl in ein schmales hohes Gefäß füllen und mit dem Stabmixer glattrühren.

Die Bewegung
in der Kraftstoff-Diät

Es ist die traurige Wahrheit und nichts Neues, dass die Menschen in der »westlichen Welt« sich zu wenig bewegen. Vielleicht aber ist Ihnen das Ausmaß der Folgen noch nicht bekannt: Über 70 Prozent der Bevölkerung haben aufgrund des allseits um sich greifenden Bewegungsmangels gesundheitliche Probleme.

Denn werden Muskeln, Herz oder Kreislauf nicht ausreichend gefordert, verlieren sie an Leistungsfähigkeit. Kurzatmigkeit, Bluthochdruck, koronare Herzkrankheiten und Diabetes Typ 2, aber auch Übergewicht resultieren daraus. Hinzu kommt, dass der Mensch pro Lebensjahrzehnt zehn Prozent an Muskelkraft verliert. Um dem entgegenzuwirken, geht es nicht ohne ein gewisses Maß an Bewegung. Schließlich ist der menschliche Körper auf Bewegung und körperliche Aktivität ausgelegt. Unsere Urahnen gingen auf die Jagd und mussten häufig um ihr Leben rennen, für die späteren Ackerbauern bestanden die Tage ebenfalls aus harter körperlicher Arbeit. Wir sind programmiert auf ausdauernde Bewegung, schwere körperliche Arbeit und Ruhephasen – dies steckt in unseren Genen.

Die Lebensumstände sind heute ganz andere, und Experten sprechen von der Heilkraft der Bewegung. Sie hat Einfluss auf zahlreiche Prozesse im ganzen Körper. Welche das sind, lesen Sie unten. Bewegungsforscher erklären außerdem, dass regelmäßige sportliche Übungen ab dem 40. Lebensjahr den Einfluss biologischer Alterungsvorgänge verlangsamen und uns gewissermaßen gestatten »20 Jahre lang 40 Jahre alt zu bleiben«. Der US-amerikanische Mediziner Ralph S. Paffenbarger belegte sogar, dass ältere Menschen, die trainieren, eine höhere Lebenserwartung haben.

Risikofaktor Sitzen

Wer mehr als drei Stunden täglich sitzend verbringt, muss mit einer geringeren Lebenserwartung rechnen. Bei weniger als drei Stunden hingegen kann sich die Lebenserwartung sogar erhöhen. Das haben US-Forscher in einer Studie herausgefunden.

So wirkt Bewegung
auf den Körper

Sport senkt das Risiko für bestimmte Erkrankungen und Beschwerden. Denn Bewegung regt die Durchblutung und damit die allgemeine Sauerstoffversorgung an. So werden sämtliche Zellen besser mit Nährstoffen versorgt, Abfallstoffe werden abtransportiert. Für die Blutgefäße und damit den Blutdruck hat Bewegung den Vorteil, dass sich Ablagerungen nicht mehr so einfach festsetzen können. Auch Erkrankungen des Skeletts wie Osteoporose oder Gelenkentzündungen kann man damit vorbeugen, denn Belastung stimuliert die Knochenzellen dazu, sich zu vermehren, und die Gelenke werden ebenfalls besser durchblutet und versorgt.

Außerdem freut sich das Gehirn – genauer gesagt die Hirnanhangdrüse und damit der gesamte Hormonhaushalt – über verstärkte Aktivität. Das Drüsensystem wird angeregt und kann so einen unausgeglichenen Hormonhaushalt wieder in Schwung bringen.

Bewegung, zumal im Freien, ist auch ein einfaches und wirkungsvolles Entspannungsinstrument: Wenn einem alles zu viel ist und der Alltag einem über den Kopf wächst, kann Sport an der frischen Luft für einen klaren Kopf sorgen. Das Gehirn wird besser durchblutet, dies steigert die Konzentrationsfähigkeit, und die Denkleistung nimmt insgesamt wieder zu. Nach einer »aktiven Pause« fällt einem geistige Arbeit meist wieder leichter.

Als erfreulichen Nebeneffekt haben die meisten Menschen nach dem Sport deutlich weniger Hunger und Appetit. Klasse für alle, die abnehmen wollen! Nicht zuletzt funktioniert die Verdauung bei regelmäßiger Bewegung einfach besser, was sich unter anderem bei leichter Verstopfung positiv bemerkbar macht. Dass somit Abfallstoffe vermehrt ausgeschieden werden, trägt nicht nur zu unserem Wohlbefinden bei, sondern ist auch ein wichtiger Baustein unserer Gesundheit: Denn im Darm sitzt mit dem darm-assoziierten Immunsystem das größte Abwehrorgan des Körpers.

Sport – ein Patentrezept

Für den renommierten Sportmediziner Prof. Dr. Wildor Hollmann ist klar: Gäbe es ein Medikament, das genauso wie das körperliche Training den Sauerstoffbedarf des Herzens senkt, die Entwicklung von Arteriosklerose hemmt, dazu noch die Fließeigenschaften des Blutes verbessert, Übergewicht entgegenwirkt, die optimale Entwicklung von Körper und Geist in der Jugend begünstigt sowie altersbedingte Leistungseinbußen verringert, würde es frenetisch gefeiert werden.

Erwiesen ist, dass sowohl Ausdauer- als auch Kraftsport dem Körper nützen. Gibt es aber eine besonders wirksame Sportart? Forscher haben die Auswirkungen verschiedener Aktivitäten auf die menschlichen Gene studiert. Das Ergebnis war eindeutig: Moderater Ausdauersport und hochintensives Intervalltraining haben einen besonders positiven Effekt auf Zellen und Organismus – mehr als reines Krafttraining. Denn diese Trainingsformen aktivieren die Telomerase, das heißt, sie wirken der altersbedingten Verkürzung der Chromosomenenden (Telomeren) entgegen, die eine Folge der Zellteilung ist. Die Länge der Telomere ist ein geeigneter Parameter, das biologische Alter eines Menschen ziemlich exakt zu bestimmen.

Wie viel Bewegung sollte es sein?

Um eine Orientierung für einen gesunden, aktiven Lebensstil zu bekommen, schauen wir uns die »Kraftstoff-Bewegungspyramide« an. Die Basis bildet ein »Alltags«-Programm, um einen allgemeinen Bewegungsmangel auszugleichen. Es umfasst bewusste Mehrbewegung in alltäglichen Situationen, wie Treppensteigen, zu Fuß gehen oder mit dem Rad fahren statt mit dem Auto. Die nächste Pyramidenstufe mit einem Minimalsportprogramm verspricht weiteren Gesundheitsgewinn: Hier werden wöchentlich zwei Ausdauer-Trainingseinheiten von jeweils 20 Minuten empfohlen. Die Intensität liegt idealerweise so, dass man leicht schwitzt und der Atem beschleunigt, Sprechen aber noch möglich ist. Dazu kommt Krafttraining zum Erhalt und zum Aufbau der Muskulatur – ebenfalls zweimal pro Woche 20 Minuten. Hierbei sollten gezielt die Rumpfmuskulatur, Beine sowie Schultern und Arme trainiert werden. Idealerweise kombiniert mit zweimal wöchentlich Gymnastikübungen, um die Beweglichkeit zu erhalten. Ab dieser Stufe sind konkrete leistungsphysiologische Verbesserungen des Organismus zu erwarten.

An der Pyramidenspitze stehen unsere intensiven Kraftstoff-Bewegungsempfehlungen mit dreimal pro Woche HIIT und viermal pro Woche 8-Level-Core-Übungen nach den konkreten Trainingsplänen auf den Seiten 211 bis 218. Sportwissenschaftler und Mediziner gehen dabei von einem garantierten gesundheitlichen Vorteil aus. Nach sechs Wochen hoher Intensität sowohl im Ausdauer- als auch Muskelaufbaubereich ist damit ein Fitnesslevel erreicht, mit dem man sein künftiges Sportprogramm erfolgreich gestalten kann.

Die Kraftstoff-Bewegungspyramide

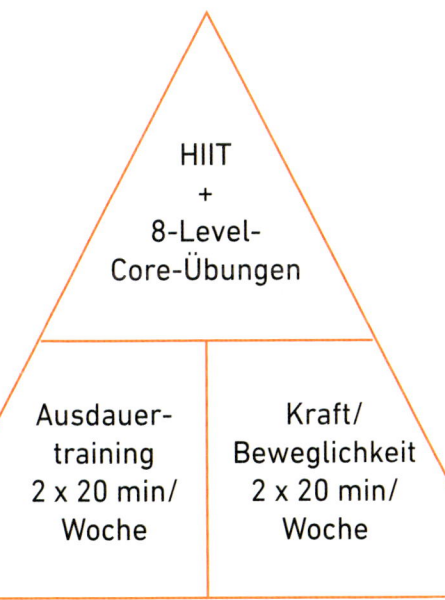

HIIT
+
8-Level-
Core-Übungen

Ausdauertraining
2 x 20 min/
Woche

Kraft/
Beweglichkeit
2 x 20 min/
Woche

Bewusst vermehrte Alltagsaktivitäten.
wie tägliches Treppensteigen, zu Fuß gehen
oder Radfahren.

Intensives Intervalltraining für mehr Erfolg in weniger Zeit – was ist HIIT?

HIIT heißt High Intensity Interval Training und ist eine Kombination aus Ausdauer- und Muskeltraining (siehe auch Kapitel »Abnehmturbo HIIT«.) Trainiert wird im Wechsel von lockeren und sehr intensiven Intervallen. Genau das baut in besonders kurzer Zeit besonders effektiv Muskeln auf – und heizt damit die Fettverbrennung an. Das Prinzip lautet: kürzere und weniger häufige, dafür umso intensivere Trainingseinheiten – zwei- bis dreimal pro Woche. Das genügt!

Das Muskelwachstum wird dabei vor allem durch die erhöhte Trainingsintensität optimal stimuliert. Die Methode basiert auf wissenschaftlichen Forschungsergebnissen über die Wirkung von Bewegung auf das Gewebe, insbesondere in der Muskelfaser (siehe dazu ab Seite 48).

HIIT macht sich eine grundlegende Erkenntnis zunutze: Bei jeder Art von Sport werden fünf motorische Beanspruchungsformen mehr oder weniger trainiert: Kraft, Ausdauer, Schnelligkeit, Flexibilität und Koordination.

Beispielsweise wird beim Tennis die Koordination sehr intensiv gefordert, die Ausdauer allerdings nur mittelmäßig und die Kraft kaum. Beim Gewichtheben hingegen geht es hauptsächlich um Kraft, weniger um Koordination und kaum um Ausdauer.

Die Präventivmedizin weiß hingegen: Wer gesund und leistungsfähig sein möchte und dabei möglichst auch sein Gewicht kontrollieren will, sollte schwerpunktmäßig sowohl Ausdauer als auch Kraft trainieren. Beide Beanspruchungsformen haben erwiesenermaßen die beste Wirkung auf den Körper. Und das gelingt besonders effizient mit intensivem Intervalltraining, weil damit bei geringem Zeitaufwand die Ausdauer trainiert wird und gleichzeitig Muskeln aufgebaut werden. Verantwortlich dafür ist die für HIIT typische veränderte Umfangs- und Intensitätensteuerung von Ausdauersportarten wie Joggen, Nordic Walking, Schwimmen oder Radfahren. Dabei wachsen übrigens all jene Muskelgruppen, die bei der jeweiligen Sportart sowieso stimuliert werden.

Sie können HIIT also zum Beispiel mit dem Fahrrad ausüben, indem Sie abwechselnd in einem niedrigen Gang zügig fahren und in einem hohen Gang mit aller Kraft Vollgas geben. In vergleichbaren Intervallen können Sie auch schwimmen oder Nordic Walken. Wir empfehlen Ihnen das Laufen. Das Training sieht dann – grob skizziert – folgendermaßen aus: Anstatt über ein paar Kilometer in gleichmäßigem Tempo zu joggen, verändern Sie zwischendurch immer wieder die Intensität. Das heißt, Sie verschärfen kurzzeitig spürbar das Tempo, um damit den beteiligten Muskeln den notwendigen Wachstumsimpuls zu geben.

Wenn Sie über lange Zeit gar nichts von Bewegung wissen wollten und nun entscheiden, etwas für sich zu tun, sollten Sie unbedingt mit dem gemäßigten Programm für Laufeinsteiger beginnen. Sind Sie hingegen sportlich aktiv, können Sie sich gleich fordern und nach dem Plan für geübte Läufer trainieren. Im Folgenden finden Sie einen Test, der Sie zum optimalen Trainingsplan führt.

Erst der Check-up

Bevor Sie mit dem HII-Training beginnen, ist es wichtig, Ihren persönlichen Fitnessstand zu ermitteln. Denn davon hängen die Intensitäten ab, mit denen Sie Ihr individuelles Programm absolvieren. Machen Sie also eine Bestandsaufnahme Ihrer momentanen Leistungsfähigkeit. Verschiedene Parameter zu Ihrem Körper und seinen Funktionen sowie zu Ihrer aktuellen Fitness geben Ihnen Auskunft darüber, ob Sie mit dem Laufprogramm für Einsteiger oder mit dem für Geübte starten sollten.

Gehen Sie den Test Schritt für Schritt durch. Manche Parameter können Sie sofort bestimmen, anderes braucht ein bisschen mehr Vorbereitung – insbesondere der Ausdauertest. Der Test besteht aus sechs Teilen, die erreichten Punkte können Sie bei der Gesamtauswertung auf Seite 199 eintragen.

Der Ausdauertest

Die erste Frage lautet: Wie viel Zeit benötigen Sie, um einen Kilometer zu laufen? Um das herauszufinden, brauchen Sie eine geeignete Laufstrecke, die möglichst genau tausend Meter beträgt. Ideal wäre ein Sportplatz in Ihrer Nähe. Denn wenn Sie dort die Laufbahn zweieinhalbmal umrunden, laufen Sie genau tausend Meter. Oder Sie messen eine 1000-Meter-Strecke mit dem Auto, dem Fahrrad oder zu Fuß ab. Auch auf einer Karte können Sie erkennen, wie weit tausend Meter sind.

Nun geht es an die Umsetzung: Wärmen Sie Ihre Muskeln mit lockerem, sehr langsamem Joggen auf, bevor Sie loslaufen. Sollten Sie es nicht schaffen, die Strecke am Stück zu laufen, machen Sie einfach Gehpausen dazwischen, dabei gehen Sie zügig weiter. Sobald Sie wieder Kraft geschöpft haben, joggen Sie, so schnell Sie können, weiter.

Messen Sie die Zeit, die Sie brauchen, um die tausend Meter hinter sich zu bringen, und notieren Sie die Punktzahl, die Sie erreicht haben.

Auswertung Ausdauertest

Für Männer gilt:

> 7 Minuten = 1 Punkt

5,5 bis 7 Minuten = 2 Punkte

< 5,5 Minuten = 3 Punkte

Für Frauen gilt:

> 7,5 Minuten = 1 Punkt

6 bis 7,5 Minuten = 2 Punkte

< 6 Minuten = 3 Punkte

Krafttest für die Beine

Wie viele Kniebeugen schaffen Sie am Stück, zügig und ohne Pause? Um das zu erfahren, stellen Sie sich aufrecht hin. Die Beine stehen gut schulterbreit auseinander, dann senken Sie sich so weit ab, bis die Oberschenkel waagerecht zum Boden zeigen. Danach richten Sie sich wieder auf und wiederholen die Übung so oft, bis die Muskulatur zu brennen beginnt.

Auswertung Krafttest für die Beine

Für Männer gilt:

< 20 = 0 Punkte

20 bis 29 = 1 Punkt

30 bis 39 = 2 Punkte

> 39 = 3 Punkte

Für Frauen gilt:

< 10 = 0 Punkte

10 bis 19 = 1 Punkt

20 bis 29 = 2 Punkte

> 29 = 3 Punkte

Krafttest für die Arme

Wie viele Liegestütze können Sie ohne Pause ausführen? Unsere Übungen sind auf die unterschiedlich möglichen Leistungen von Männern und Frauen abgestimmt. Frauen üben also den Knieliegestütz, das heißt, die Knie werden aufgesetzt. Männer testen sich im klassischen Liegestütz.

Auswertung Krafttest für die Arme

Für Männer gilt:

< 10 = 0 Punkte

10 bis 19 = 1 Punkt

20 bis 29 = 2 Punkte

> 29 = 3 Punkte

Für Frauen gilt:

< 5 = 0 Punkte

5 bis 9 = 1 Punkt

10 bis 14 = 2 Punkte

> 14 = 3 Punkte

Der Ruhepuls

Mit körperlicher Aktivität gelingt es am besten, sich gegen Herz-Kreislauf-Erkrankungen zu schützen. Bedeutender Faktor dabei ist die Senkung des Ruhepulses. Und genau das passiert nach wenigen Wochen HII-Training. Deshalb ist der Ruhepuls so wichtig für die Einschätzung, mit welchem Training Sie beginnen sollten.

Den Ruhepuls messen Sie dann, wenn Sie innerhalb der letzten Minuten oder besser Stunden »in Ruhe« waren, also keinerlei Aktivitäten hatten. Morgens ist also der beste Zeitpunkt dafür: Halten Sie noch vor dem Aufstehen Ihre Finger an die Halsseite und zählen Sie 30 Sekunden lang Ihren Puls. Verdoppeln Sie jetzt den Wert, dann haben Sie Ihren Ruhepuls pro Minute.

Auswertung Ruhepuls

Beim Ruhepuls gibt es keine Unterscheidung nach Geschlecht, es gilt also für beide:

   ‹ 60 = 3 Punkte

   60 bis 80 = 2 Punkte

   › 80 = 1 Punkt

Der Bauchumfang

Übersteigt der Bauchumfang einen gewissen Wert, steigen auch die gesundheitlichen Risiken. Daher ist dieser Faktor besonders für Laufeinsteiger enorm wichtig, um die optimale Trainingsintensität zu bestimmen. Gemessen wird im Stehen und mit freiem Oberkörper, indem Sie das Maßband etwa auf Nabelhöhe zwischen dem unteren Rippenbogen und dem Becken anlegen. Atmen Sie aus und lesen Sie dann den Wert ab.

Auswertung Bauchumfang

Für Männer gilt:

< 95 cm = 3 Punkte

95 bis 102 cm = 2 Punkte

103 bis 112 cm = 1 Punkt

> 112 cm = 0 Punkte

Für Frauen gilt

< 81 cm = 3 Punkte

81 bis 88 cm = 2 Punkte

89 bis 94 cm = 1 Punkt

> 94 cm = 0 Punkte

Der Blutdruck

Der Blutdruck gibt Auskunft darüber, mit welchem statischen Druck das Blut ins Herz beziehungsweise aus dem Herzen gepumpt wird. Die meisten Menschen kennen ihren aktuellen Blutdruck und haben sogar ein Messgerät zu Hause. Wer seine Werte jedoch nicht kennt, kann diese jederzeit in einer Apotheke messen lassen. Der ideale Wert eines gesunden Menschen liegt bei rund 120/80 mmHg (Millimeter Quecksilbersäule). Die erste Zahl steht dabei für den systolischen und die zweite Zahl für den diastolischen Druck. Liegt der systolische Wert dauerhaft über 140 bis 159 und der diastolische Druck über 90 bis 99 mmHg, dann spricht man von einem leichten Bluthochdruck.

Auswertung Blutdruck

Beim Blutdruck gibt es ebenfalls keine Unterscheidung nach Geschlecht, es gilt also für beide:

120/80 mmHg = 3 Punkte

≤ 130/85 mmHg = 2 Punkte

≤ 140/90 mmHg = 1 Punkt

> 140/90 mmHg = 0 Punkte

Gesamtauswertung

Jetzt haben Sie alle Parameter für den Eingangstest zusammen. Tragen Sie Ihre Ergebnisse unten ein. Errechnen Sie nun die Gesamtpunktzahl, dann wissen Sie, für welche Trainingsintensität Ihre momentane Fitness am besten geeignet ist.

1. Ausdauertest:
2. Krafttest für die Beine:
3. Krafttest für die Arme:
4. Ruhepuls:
5. Bauchumfang:
6. Blutdruck:

Gesamtpunktzahl:

Auswertung:

Ab einer Punktzahl von 11 sind Sie fit genug, um das Programm für geübte Läufer (Seite 205) zu absolvieren. Liegt Ihr Ergebnis bei 10 Punkten oder weniger, sollten Sie mit dem Training für Laufeinsteiger (Seite 204) beginnen.

Was heißt eigentlich intensiv?

Bevor wir Ihnen die Trainingspläne vorstellen, befassen wir uns noch kurz mit dem Begriff der Intensität. Es ist nicht einfach, die Intensität von Anstrengung einzuschätzen. Sie hängt von der individuellen körperlichen Verfassung und Fitness ab.

Die Borgskala

Eine gute Möglichkeit, sein subjektives Empfinden als Messgröße einzusetzen, bietet die Atmung. In den intensiven Phasen sollte sie sehr, sehr schwer gehen. Das entspricht auf der sogenannten Borgskala der Stufe acht. Die Borgskala drückt empfundene Atemnot in zehn Stufen aus.

Borgskala für die Selbsteinschätzung

0 = überhaupt keine bzw. kaum wahrnehmbare Atemnot
1 = sehr milde
2 = milde
3 = mäßig
4 = recht schwer
5 = schwer
6 = noch etwas schwerer
7 = sehr schwer
8 = sehr, sehr schwer
9 = extrem schwer (fast maximal)
10 = maximale Atemnot

Die Skala wurde entwickelt, um die subjektive Selbsteinschätzung bei körperlicher Belastung zu nutzen. Das heißt, Sie »erspüren« Ihre Anstrengung. Als Orientierung dient Ihre empfundene Atemnot, die Sie nach der Borgskala bewerten. Versuchen Sie, in den hochintensiven, schnellen Phasen des HII-Trainings eine acht zu erreichen. Ihr Atem wird dann »sehr, sehr schwer« gehen – noch schneller sollten Sie nicht werden.

Die Herzfrequenz

Eine weitere Möglichkeit, die Intensität der Anstrengung zu messen, ist der Puls – also die Herzfrequenz. Um damit zu arbeiten, brauchen Sie eine Pulsuhr, die Sie beim Laufen tragen. Im Check-up haben Sie Ihren Ruhepuls ermittelt (Seite 197). Beim Training sollten Sie den jeweils optimalen Trainingsplus erreichen, der von der Trainingsphase abhängt (langsam oder intensiv).

Der optimale Trainingspuls liegt in den langsameren Phasen bei 190 minus Lebensalter. In den Intensivphasen liegt er bei 200 minus halbes Lebensalter, abzüglich fünf Prozent. Diesen Wert sollten Sie in den Intensivphasen anstreben, aber nicht überschreiten!

Weil die Herzfrequenz aufgrund der individuellen Schwankungen nur eine grobe Orientierung geben kann, empfehlen wir auch den »pulsorientierten« Läufern, die Borgskala in ihr Training einzubeziehen.

No pain, no gain

Anpassungsvorgänge des Körpers im Sinne einer Superkompensation (Seite 40) werden nur dann ausgelöst, wenn Sie mit Ihrem Training eine bestimmte Reizstärke überschreiten. Deshalb müssen Sie in den Intensivphasen der Übung alles geben. Zwar noch nicht gleich am Anfang, aber es sollte Ihr Ziel sein, wirklich »hochintensiv« also HI zu trainieren. Nur dann werden Sie den Erfolg haben, den Sie sich wünschen: Sie werden leistungsfähiger, fitter und nehmen ab.

Die HIIT-Trainingspläne für Einsteiger und Geübte

Nun können Sie loslegen. Auf den folgenden Seiten finden Sie die Trainingspläne für Einsteiger und für Geübte, jeweils für sechs Wochen. Pro Woche trainieren Sie drei Tage HIIT, an den anderen Tagen absolvieren Sie die 8-Level-Core-Übung.

Nur wenn Dauer, Intensität und Häufigkeit des Trainings optimal aufeinander abgestimmt sind, können Sie mit einem maximalen Trainingserfolg rechnen. Dafür haben wir unsere Pläne entwickelt – je genauer sie sich daran halten, umso rascher winken die Erfolge.

Laufeinsteiger

Vielleicht empfinden Sie die Belastung am Anfang als extrem, doch lassen Sie sich nicht abschrecken. Natürlich ist das Programm anstrengend und das Laufen geht nur zäh – weil der Körper es noch nicht kennt! Aber seien Sie sicher: Ab der zweiten Woche wird es spürbar besser. Der Körper braucht Zeit, um sich anzupassen. Denken Sie an Ihre Belohnung: gesteigerte Fettverbrennung, höhere Leistungsfähigkeit, optimierter Stoffwechsel.

Geübte Läufer

HIIT verspricht selbst fortgeschrittenen Läufern überzeugende Vorteile gegenüber herkömmlichen langen und gleichförmigen Läufen auf kaum verändertem Leistungsniveau. Mit HIIT geben Sie Ihrem Organismus neue Impulse. So werden Sie Ihre ohnehin schon beachtliche Leistungsfähigkeit weiter erhöhen.

Seien Sie sich bewusst: Das Laufprogramm für geübte Läufer ist eine sehr intensive HIIT-Einheit. Nach dem Training sollten Sie sich immer noch wohlfühlen, obwohl Sie selbstverständlich erschöpft sein werden. Gibt es jedoch Anzeigen von Übelkeit oder Schwindel, sollten Sie zunächst ins Programm für Laufeinsteiger wechseln und dort bei Woche 4 einsteigen.

Frühsportler sind im Vorteil

Am effektivsten ist es übrigens, wenn Sie die HIIT-Einheiten direkt nach dem Aufstehen absolvieren. Denn damit erhöhen Sie für den Rest des Tages Ihren Grundumsatz. Mehr dazu lesen Sie im Kapitel »Abnehmturbo Nüchterntraining«.

Trainingsplan für Laufeinsteiger

	1. Trainingstag	2. Trainingstag	3. Trainingstag
1. Woche	2 Minuten joggen 10 Sekunden sprinten 6 Wdh.	3 Minuten joggen 10 Sekunden sprinten 4 Wdh.	2 Minuten joggen 10 Sekunden sprinten 6 Wdh.
2. Woche	3 Minuten joggen 10 Sekunden sprinten 6 Wdh.	5 Minuten joggen 10 Sekunden sprinten 4 Wdh.	3 Minuten joggen 10 Sekunden sprinten 6 Wdh.
3. Woche	4 Minuten joggen 15 Sekunden sprinten 6 Wdh.	6 Minuten joggen 15 Sekunden sprinten 4 Wdh.	4 Minuten joggen 15 Sekunden sprinten 6 Wdh.
4. Woche	6 Minuten joggen 15 Sekunden sprinten 4 Wdh.	8 Minuten joggen 15 Sekunden sprinten 3 Wdh.	6 Minuten joggen 15 Sekunden sprinten 4 Wdh.
5. Woche	8 Minuten joggen 25 Sekunden sprinten 4 Wdh.	10 Minuten joggen 25 Sekunden sprinten 3 Wdh.	8 Minuten joggen 15 Sekunden sprinten 4 Wdh.
6. Woche	10 Minuten joggen 25 Sekunden sprinten 3 Wdh.	10 Minuten joggen 25 Sekunden sprinten 3 Wdh.	12 Minuten joggen 25 Sekunden sprinten 3 Wdh.

Hinweis zu den Trainingsplänen

Für jede Trainingswoche wird für drei Tage angegeben, wie lange Sie sich locker und wie lange Sie sich intensiv bewegen sollten. Die Zahl der Wiederholungen (Wdh.) zeigt an, wie oft Sie in diesem Zyklus laufen sollten.

Trainingsplan für geübte Läufer

	1. Trainingstag	2. Trainingstag	3. Trainingstag
1. Woche	5 Minuten joggen 30 Sekunden sprinten 4 Wdh.	5 Minuten joggen 30 Sekunden sprinten 4 Wdh.	5 Minuten joggen 30 Sekunden sprinten 4 Wdh.
2. Woche	10 Minuten joggen 30 Sekunden sprinten 3 Wdh.	10 Minuten joggen 30 Sekunden sprinten 3 Wdh.	10 Minuten joggen 30 Sekunden sprinten 3 Wdh.
3. Woche	9 Minuten joggen 35 Sekunden sprinten 3 Wdh.	9 Minuten joggen 35 Sekunden sprinten 3 Wdh.	9 Minuten joggen 35 Sekunden sprinten 3 Wdh.
4. Woche	10 Minuten joggen 45 Sekunden sprinten 3 Wdh.	10 Minuten joggen 45 Sekunden sprinten 3 Wdh.	10 Minuten joggen 45 Sekunden sprinten 3 Wdh.
5. Woche	10 Minuten joggen 60 Sekunden sprinten 3 Wdh.	10 Minuten joggen 60 Sekunden sprinten 3 Wdh.	10 Minuten joggen 60 Sekunden sprinten 3 Wdh.
6. Woche	5 Minuten joggen 50 Sekunden sprinten 6 Wdh.	5 Minuten joggen 50 Sekunden sprinten 6 Wdh.	5 Minuten joggen 50 Sekunden sprinten 6 Wdh.

Richtig laufen

Laufen Sie in den ersten Minuten nur so schnell, dass Sie genügend Luft bekommen. Steigern Sie die Anstrengung langsam. Das Training endet immer mit der schnellen, intensiven Phase. Werden Sie danach allmählich langsamer und gehen Sie noch so lange, bis sich Ihr Puls beruhigt hat. Danach sollten Sie sich dehnen, Übungen dafür finden Sie ab Seite 206.

Cool Down – Dehnübungen

Sich nach dem Sport zu dehnen fühlt sich nicht nur gut an, es kann sogar zusätzlichen Muskelzuwachs bringen. Zudem erholt sich ein gedehnter Muskel leichter.

Die folgenden Dehnübungen machen sowohl Einsteiger als auch Geübte. Die Zeiten stehen bei den Übungen dabei, es sind keine Wiederholungen nötig. Führen Sie alle Dehnübungen langsam und in Ruhe aus, so wirken sie am besten und fühlen sich zudem angenehm an.

Dehnen der Beinrückseite
Sie stehen aufrecht in Schrittstellung. Achten Sie darauf, dass beide Füße gerade nach vorn zeigen. Beugen Sie nun das vordere Bein im Kniegelenk, lassen Sie das hintere Bein gestreckt. Das Becken ist leicht nach vorne gekippt. 15 bis 20 Sekunden halten, dann die Seite wechseln.

Dehnen der Oberschenkelvorderseite

Sie stehen aufrecht, das Becken leicht nach vorne gekippt. Winkeln Sie ein Bein an und umschließen Sie den Fuß mit einer Hand. Ziehen Sie diesen Fuß in Richtung Gesäß. 15 bis 20 Sekunden halten, dann die Seite wechseln.

Dehnen der Wade

Sie stehen aufrecht und strecken ein Bein nach vorne. Das Standbein ist im Knie leicht gebeugt. Lehnen Sie nun den Oberkörper nach vorn und stützen Sie sich mit den Händen auf dem Knie ab. Ziehen Sie die Fußspitze des vorderen Beins kraftvoll nach oben, bis Sie die Dehnung in der Wade deutlich spüren. 15 bis 20 Sekunden, dann die Seite wechseln.

Dehnen der Gesäßmuskulatur

Sie liegen auf dem Boden, das rechte Bein ist aufgestellt. Nun beugen Sie das linke Bein und schlagen es über das rechte Bein. Ziehen Sie nun mit beiden Händen das rechte Bein langsam in Richtung Bauch. 15 bis 20 Sekunden halten, dann die Seite wechseln.

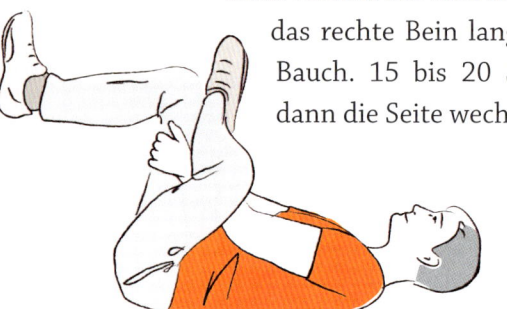

Dehnen des oberen Rückens

Sie stehen aufrecht und lassen den Kopf hängen. Nun legen Sie beide Hände locker hinter die Ohren und ziehen den Kopf leicht in Richtung Bauch. Versuchen Sie, sich so weit wie möglich in Richtung Becken einzurollen. 15 bis 20 Sekunden halten, dann wieder aufrollen.

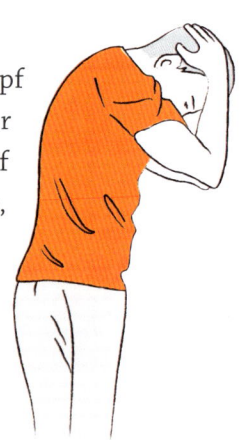

Dehnen des Nacken-/Schulterbereichs

Sie stehen aufrecht und halten den Kopf gerade. Ziehen Sie die rechte Schulter nach unten und legen den Kopf auf die linke Seite. Sie können diese Nackendehnung durch einen leichten Zug am Kopf mit der freien Hand unterstützen. 15 bis 20 Sekunden halten, dann die Seite wechseln.

Dehnen der Armmuskulatur

Sie stehen oder sitzen aufrecht und legen den rechten Arm quer über den Brustbereich. Ziehen Sie nun leicht mit dem linken Arm den rechten am Ellbogen in Richtung Brust. Die rechte Schulter strebt dabei tendenziell nach unten. 15 bis 20 Sekunden halten, dann die Seite wechseln.

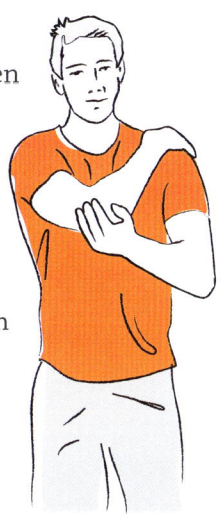

Dehnen der seitlichen Rumpfmuskulatur

Sie stehen aufrecht. Heben Sie den linken Arm, die rechte Hand ist an der Hüfte abgestützt. Der Rumpf ist nach vorn ausgerichtet. Führen Sie den erhobenen Arm zur rechten Seite und beugen Sie den Rumpf, so weit Sie können, mit zur Seite. 15 bis 20 Sekunden halten, dann die Seite wechseln.

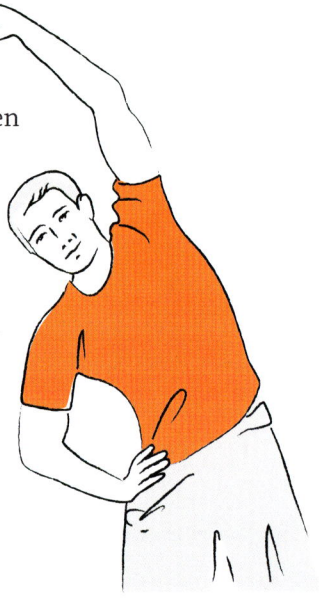

Ohne Fleiß kein Preis: das Krafttraining

Um es hier noch einmal ganz klar zu sagen: Wer in Sachen »Kraftstoff« spürbar etwas erreichen will, muss sowohl die Ausdauer als auch die Kraft trainieren – unterstützt von der dafür optimalen Ernährung. Und damit sich im Vergleich zu Ihrem momentanen Zustand bezüglich Fitness, Leistungsfähigkeit und/oder Gewicht auch tatsächlich etwas ändert, müssen Sie an Ihre Grenzen gehen, was auch schmerzhaft sein kann. No pain, no gain.

In Kapitel »Abnehmturbo Krafttraining« haben Sie bereits erfahren, dass Muskeln nur dann wachsen, wenn sie einen extrem starken Reiz erhalten. Und dieser starke Reiz wird ausschließlich von extrem hoher Belastung ausgelöst. Anders geht es nicht! Deshalb erwarten Sie jetzt bitte keine – bei allem Respekt – schonende Hausfrauengymnastik. Bei der nun folgenden 8-Level-Core-Übung, die wir brandaktuell aus Kanada »importiert« haben, geht es echt ans Eingemachte. Sie ist superwirkungsvoll – weil superanstrengend! Sie fangen langsam an und steigern sich von Mal zu Mal. Aber nur so erreichen Sie Ihr Ziel: optimales Muskelwachstum für optimale Fettverbrennung und optimale Leistungsfähigkeit.

Das Hochleistungstraining ist ein modifiziertes Astronautenprogramm. Idealerweise sollten Sie am Ende der sechs

Wochen in der Lage sein, die komplette Übung auszuführen. Wenn Sie absoluter Neueinsteiger beim Krafttraining sind, tasten Sie sich langsam an die einzelnen Positionen heran und hören bitte auf, sobald Ihre Muskeln anfangen zu ziehen oder zu zittern. Um zu prüfen, ob Sie sich stark genug belasten, hilft Ihnen die Borgskala auf Seite 200.

Gehen Sie an ihre Grenzen, aber trainieren Sie bitte ohne übertriebenen Ehrgeiz! Und haben Sie Geduld, nicht bei jedem geht der Fortschritt gleich schnell. Viel wichtiger ist es, die Übungen sauber und keinesfalls hektisch auszuführen. Hören Sie einfach auf Ihren Körper und konzentrieren sich während des Trainings voll und ganz auf sich selbst!

Zu guter Letzt: Bitte wärmen Sie sich auf, bevor Sie mit dem Training beginnen. Schwingen Sie die Arme, kreisen Sie die Hüften oder treten Sie einige Minuten auf der Stelle, damit der Körper sich auf die Belastung vorbereiten kann.

Acht Stufen zur totalen Fitness

Die 8-Level-Core-Übung ist das perfekte Krafttraining für alle, die maximalen Effekt bei minimalem Aufwand suchen. Sie können das modifizierte Astronautentraining aus Kanada nämlich hervorragend zu Hause ausführen. Sie sparen damit jede Menge Zeit und Kosten. Wichtig dabei: Achten Sie auf die Signale Ihres Körpers und übertreiben Sie nicht.

Die 8-Level-Core-Übung

Die 8-Level-Core-Übung verlangt Ihrem Körper einiges ab. Es geht darum, quasi mit nur einer Übung und extrem wenig Zeit ein maximales Ergebnis sowohl für Ihre Gesundheit als auch Ihre körperliche Leistungsfähigkeit zu erzielen. Das erreichen Sie mit keiner anderen Übung.

Die 8-Level-Core-Übung umfasst sieben verschiedene Stützpositionen. Das Workout verläuft über die gesamte Trainingsdauer von sechs Wochen statisch. Das heißt, die genannten Formen werden in ihrer vorgegebenen Position jeweils nur gehalten.

Sie trainieren an vier Tagen Ihrer Wahl, ideal ist jeweils ein Tag Pause zwischen den Einheiten. An diesen Tagen absolvieren Sie das Intervalltraining HIIT.

Ablauf der 8-Level-Core-Übung

Die komplette Übung, auf die Sie in den folgenden fünf Wochen vorbereitet werden, beginnt in der Grundposition 1, daraufhin folgen direkt ohne Pause die Stützpositionen 2, 3, 4, 5, 6 und 7, am Schluss wird wieder die Grundposition 1 eingenommen. Sämtliche Positionen werden jeweils 15 Sekunden gehalten. Die gesamte Übung dauert also zwei Minuten.

Grundposition 1 + 8	Positionen 2 + 3	Positionen 4 + 5	Positionen 6 + 7

1. Ellbogen befinden sich unter den Schultern

2. Fußposition etwas breiter als schulterbreit

3. Becken parallel zum Boden

4. Spannung vor allem im Bauch

5. Becken kippen (Hohlkreuz meiden)

6. Position für 15 Sekunden halten

1. Rechten Arm gestreckt parallel zum Boden halten

2. Becken bleibt parallel zum Boden

3. Halswirbelsäule bleibt gerade in Verlängerung zur gesamten Wirbelsäule

4. Position für 15 Sekunden halten

5. Wechsel zum linken Arm

6. Position 15 Sekunden halten

1. Rechtes Bein gestreckt vom Boden anheben

2. Becken bleibt parallel zum Boden

3. Halswirbelsäule bleibt gerade in Verlängerung zur gesamten Wirbelsäule

4. Position für 15 Sekunden halten

5. Wechsel zum linken Bein

6. Position 15 Sekunden halten

1. Rechtes Bein und linken Arm vom Boden abheben

2. Becken bleibt parallel zum Boden

3. Halswirbelsäule bleibt gerade in Verlängerung zur gesamten Wirbelsäule

4. Position für 15 Sekunden halten

5. Wechsel zum linken Bein und rechten Arm

6. Position 15 Sekunden halten

7. Zurück zur Grundposition

Woche 1

Sie beginnen mit der Grundposition. Diese halten Sie, so lange Sie können. Nach einer Pause von jeweils 90 Sekunden absolvieren Sie drei weitere Durchgänge.

Übung	Durchgänge	Pause	Belastungsdauer
Grundposition	4	90 Sekunden	so lange wie möglich; Ziel: 2 Minuten

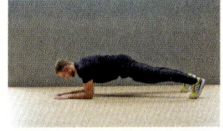

Ziel

Die Grundposition für zwei Minuten halten.

Die 8-Level-Core-Übung beansprucht in ihrer vollen Ausführung zwei Minuten. Voraussetzung ist daher, dass Sie die Grundposition für mindestens zwei Minuten halten können, damit Sie die weiteren Positionen hinzufügen können.

Woche 2

In der zweiten Woche wechseln Sie von der Grundposition in die Positionen 4 und 5 und halten Sie diese jeweils für 15 Sekunden ein. Damit bekommen Sie ein erstes Gefühl für die jeweiligen Positionen. Anschließend kehren Sie in die Grundposition zurück.

Absolvieren Sie insgesamt vier Durchgänge von zwei Minuten (wenn möglich). Nach jedem Durchgang legen Sie eine Pause von zwei Minuten ein.

Auch wenn Sie die Grundposition noch keine zwei Minuten halten können, bauen Sie die Positionen 4 und 5 für jeweils 15 Sekunden ein. Dann ist die gesamte Übung etwas kürzer.

Übung	Durchgänge	Pause	Belastungsdauer
Grundposition und Variationen 4 + 5	4	2 Minuten	so lange wie möglich; Ziel: 2 Minuten

Ziel

Ein Gefühl für die Positionen 4 und 5 bekommen und möglichst die Haltedauer von zwei Minuten einhalten.

Woche 3

In der dritten Woche sollten Sie langsam, aber sicher die Grundposition für mindestens zwei Minuten halten können. Nun sind Sie bereit, die Stützpositionen 2 und 3 anzugehen. Bauen Sie diese für jeweils 15 Sekunden in die Übung ein.

Übung	Durchgänge	Pause	Belastungsdauer
Grundposition und Variationen 2 + 3	4	2 Minuten	mindestens 2 Minuten

Ziel

Ein Gefühl für die Stützpositionen 2 und 3 zu bekommen und eine Haltedauer von zwei Minuten einhalten.

Woche 4

In der vierten Woche bauen Sie die Stützpositionen 2, 3, 4 und 5 jeweils für 15 Sekunden nacheinander in die Grundposition ein.

Übung	Durchgänge	Pause	Belastungsdauer
Grundposition und Variationen 2 + 3, 4 + 5	4	2 Minuten	mindestens 2 Minuten

Ziel

Der komplette Ablauf sollte nach wie vor mindestens zwei Minuten dauern. Können Sie die Grundposition länger als zwei Minuten halten, dann verlängern Sie die Haltedauer um Ihr individuelles Maximum.

Woche 5

In der fünften Woche fügen Sie nach Halten der Grundposition (15 Sekunden) lediglich die Stützpositionen 6 und 7 für
jeweils 15 Sekunden ein und halten daraufhin wieder die
Grundposition, so lange Sie können.

Übung	Durchgänge	Pause	Belastungsdauer
Grundposition und Variationen 6 + 7	4	2 Minuten	mindestens 2 Minuten

Ziel

Die schwierigsten Stützpositionen im Rahmen der 8-Level-
Core-Übung einzubauen und kennenzulernen sowie darüber
hinaus das Halten der Grundposition zu verlängern – wenn es
möglich ist, bis zu drei oder vier Minuten!

Woche 6

Ab der sechsten Woche sind Sie bestens auf die 8-Level-Core-Übung vorbereitet, so dass Sie diese in ihrer vollen Länge und Dauer durchführen können. Den detaillierten Ablauf finden Sie auf Seite 212.

Übung	Durchgänge	Pause	Belastungsdauer
8-Level-Core	3	2 Minuten	mindestens 2 Minuten

Ziel

Die komplette und saubere Durchführung der 8-Level-Core-Übung (mindestens zwei Minuten).

In einem weiteren Schritt können die drei Durchgänge ohne Pause absolviert werden.

Quellen

Bücher und Zeitschriften

Ärzte Zeitung, 17.08.2016

Breus, Dr. Michael: Good Night – The Sleep Doctor's 4-Week Program to Better Sleep and Better Health. Dutton Adult, 2006

Despeghel, Dr. Dr. Michael; Krüger, Karsten: BJMMR, Effects of a 12 Weeks Minimum Program for Preventive Medical Purposes. 17 (1), 2016

Despeghel, Dr. Dr. Michael: High Intensity Training zum Abnehmen, Gräfe und Unzer, München 2011

Despeghel, Dr. Dr. Michael: So senken Sie Ihr biologisches Alter, riva Verlag, München 2016

Despeghel, Dr. Michael: Ran an den Bauch – das Ernährungsprogramm, Gräfe und Unzer, München 2008

Despeghel, Dr. Michael: Wer besser schläft, ist länger wach – das 2-Wochen-Programm für tiefen Schlaf und mehr Energie, Knaur Ratgeber Verlag, München 2007

Gallotta, M.; Iazzoni, S.; Emerenziani, G.; Meucci, M.; Migliaccio, S.; Guidetti, L.; Baldari, C.: Effects of combined physical education and nutritional programs on schoolchildren's healthy habits. Peer J. 11:4e, 2016

Haskell, W.; Lee I.; Pate, R.; Powell, K.; Blair, S.; Franklin, B.; Macera, C.; Heath, G.; Thompson, P.; Bauman, A.: Physical activity and public health: Updated recommendation for adults from the American College of Sports Medicine and the American Heart Association

Judelson, D. A.: Effect of hydration state on resistance exercise-induced endocrine markers of anabolism, catabolism and metabolism. Journal of Applied Physiology, 2008

Kessler, H.; Sisson, S.; Short, K.: The potential for high-intensity interval training to reduce cardiometabolic disease risk. Sports Med. 42:489e, 2012

Kuroda, Yukiaki/Hara, Yukihiko (Eds.): Health Effects of Tea and Its Catechins. Metabolomics 7/2004

Park, T.; Hong, H.; Lee, J.; Kang, H.: Lifestyle plus exercise intervention improves metabolic syndrome markers without change in adiponectin in obese girls. Ann Nutr Metab. 51 (3), 2007

Pauls, Jan: Krafttraining – die 100 Prinzipien, Handbuch für Trainer, Betreuer und Athleten, Copress Sport 2011

Digitale Quellen

http://www.focus.de/gesundheit/ratgeber/verdauung/neuer-trend-keto-gene-diaet-keto-diaet-fuer-sportler_id_5263286.html (22.06.2016 – 10.00 Uhr)

http://blog.foodlinx.de/so-profitieren-sportler-von-einer-ketogenen-ernaehrung/ (22.06.2016 – 14.23 Uhr)

http://www1.wdr.de/verbraucher/ernaehrung/ketogene-ernaehrung-100.html (22.06.2016 – 15.20 Uhr)

https://news.osu.edu/news/2015/11/16/against-grain (24.06.2016 – 10.14 Uhr)

www.drspitzbart.de, Die ketogene Diät (14.07.2016 – 11.04 Uhr)

http://www.fitness.de/blog/trainingsmethode/die-besten-trainingsmethoden-für-muskelaufbau-und-das-sixpack-34-h-i-i-t/ (15.07.2016 – 10.28 Uhr)

http://www.esc2010.eu/krafttraining-fuer-anfaenger-so-gehts-richtig/ (26.07.2016 – 15.09 Uhr)

https://www.dr-gumpert.de/html/muskelaufbau.html (26.07.2016 – 16.45 Uhr)

http://www.apotheken-umschau.de/Sport/Warum-Krafttraining-so-wichtig-ist-219285.html (1.08.2016 – 16.03 Uhr)

http://www.bevegt.de/krafttraining/ (1.08.2016 – 16.07 Uhr)

http://www.krafttraining-zu-hause.eu/ (1.08.2016 – 16.12 Uhr)

http://www.zeitschrift-sportmedizin.de/fileadmin/content/
archiv2012/Heft_12/38_Standard_Scharhag-Rosenberger_bg.pdf
(4.08.2016 – 11.06 Uhr)

http://www.loges.de/service/magazin/fettstoffwechseltraining-im-
fitness-und-leistungssport/ (4.08.2016 – 15.48 Uhr)

http://www.fitforfun.de/sport/laufen/lauftipps/laufen-am-morgen/my-
thos-fettabbau_aid_3449.html (4.08.2016 – 16.12 Uhr)

http://www.pbrc.edu/research-and-faculty/ (18.08.2016 – 10.18 Uhr)

http://www.loges.de/service/magazin/fettstoffwechseltraining-im-
fitness-und-leistungssport/ (18.08.2016 – 10.58 Uhr)

http://www.fitforfun.de/sport/laufen/richtig-regenerieren-der-
regenerationsfahrplan-fuer-laeufer-191260.html (29.08.2016 –
10.17 Uhr)

http://www.news.de/medien/855641732/michael-despeghel-das-
passiert-wenn-sie-zu-wenig-schlafen/1 (29.08.2016 – 16.55 Uhr)

http://mobile.aerzteblatt.de/news/68057.htm (5.09.2016 – 16.31 Uhr)

https://de.wikipedia.org/wiki/Ketose_(Stoffwechsel) (7.09.2016 –
15.04 Uhr)

http://foodpunk.de/wie-werden-ketonkoerper-zu-energie/ (7.09.2016 –
16.56 Uhr)

http://www.harvardbusinessmanager.de/blogs/wie-achtsamkeit-und-
meditation-ihr-gehirn-veraendern-kann-a-1016687.html
(15.09.2016 – 10.22 Uhr)

http://www.achtsamkeit-hd.de/achtsamkeit.html (15.09.2016 – 11.01.
Uhr)

http://www.aerztezeitung.de/panorama/ernaehrung/article/917130/
mediterrane-ernaehrung-selbst-fett-tut-der-gesundheit-gut.html
(16.09.2016 – 16.02 Uhr)

http://www.med.de/gesundheit/ernaehrung/fette/ungesaettigte-
fettsaeuren.html (2.10.2016 – 11.02 Uhr)

http://www.spektrum.de/lexikon/biologie-kompakt/genexpression/
4693 (4.10.2016 – 15.29 Uhr)

https://www.flowgrade.de/blog/ketose-diaet-einfuehrung/ (12.10.2016 –
16.08 Uhr)

http://ajcn.nutrition.org/content/85/1/238.full (12.10.2016 –
    16.10 Uhr)

https://www.laufen.de/pfunde-runter-form-rauf-wie-gewicht-und-
    leistungsfaehigkeit-zusammenhaengen-1 (13.10.2016 – 17.15 Uhr)

http://www.lebensmittel-tabelle.de/Gruppe_18.html (16.10.2016 –
    10.09 Uhr)

http://www.diaetrechner.de/cgi-bin/fett.cgi?a=tabelle&k=brot&ab=36
    (16.10.2016 10.33 Uhr)

http://keto-rezepte.de/keto-nahrungsmittel-liste/ (28.10.2016 – 10.12
    Uhr)

http://keto-rezepte.de (28.10.2106 – 18.14 Uhr)

http://www.naehrwertrechner.de/cgi-bin/naehrwertrechner
    (29.10.2016 – 8.34 Uhr)

http://www.kalorien-guide.de/gemuese (29.10.2016 – 10.21 Uhr)

http://keto-rezepte.de/ (30.10.2016 – 8.37 Uhr)

http://deutsch.medscape.com/artikelansicht/4905212 (2.11.2016 –
    17.35 Uhr)